최봉균 원장의

# 뼈때리는 얼굴뼈수술이야기

- 의사들도 모르는 안면윤곽 양악수술 리얼스토리 -

무한

# 최봉균 원장
# 국제학술지[SCI저널] 발표
# 논문

## Journal of Cranio-Maxillo-Facial Surgery

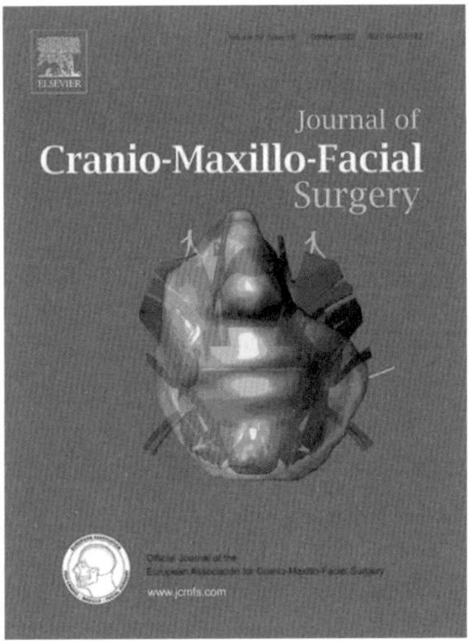


**A retrospective analysis of redo orthognathic surgery: Underlying causes, strategy, and outcome**

**Bong-Kyoon Choi**, Hong Bae Jeon, Lun-Jou Lo, In Sik Yun

SCI저널인 Journal of Cranio-Maxillo-Facial Surgery에 최봉균원장이 제1저자로 모든 수술과 연구를 하여 발표한 논문으로 CBK성형외과에서 시행한 양악재수술의 원인, 재수술 방법 및 결과를 분석하였습니다.

양악재수술 결과 미용적으로 뿐 아니라 기능적으로도 만족스러운 결과를 얻을 수 있었다는 내용을 발표한 논문입니다.

## Journal of Craniofacial Surgery

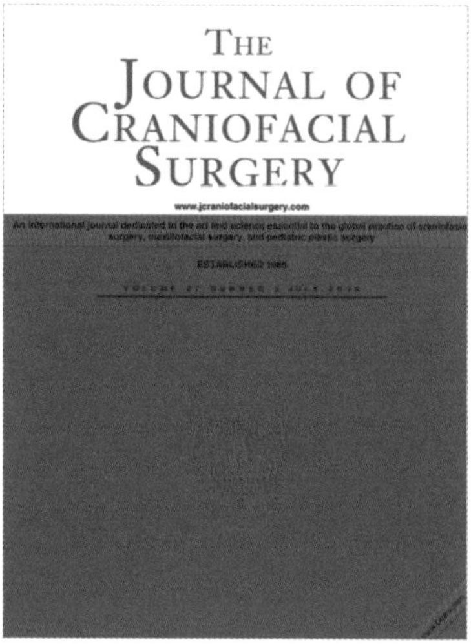


**Analysis and Guidelines for Revisional Malarplasty; Most Common Facial Skeletal Contouring Surgery**

**Bong-Kyoon Choi, MD,*** Jung Yeol Seo, MD, Hyung Joon Seo, MD, Soo Jong Choi, MD, PhD, Jae Woo Lee, MD, PhD, Min Wook Kim, MD, PhD, Su Bong Nam, MD, PhD, and Yong Chan Bae, MD, PhD

SCI저널인 Journal of Craniofacial Surgery에 최봉균원장이 제1저자로 모든 수술과 연구를 하여 발표한 논문으로 CBK성형외과에서 시행한 광대재수술의 원인을 분석하고 세계 최초로 광대재수술의 가이드라인을 제시한 논문입니다.

## British Journal of Oral and Maxillofacial Surgery

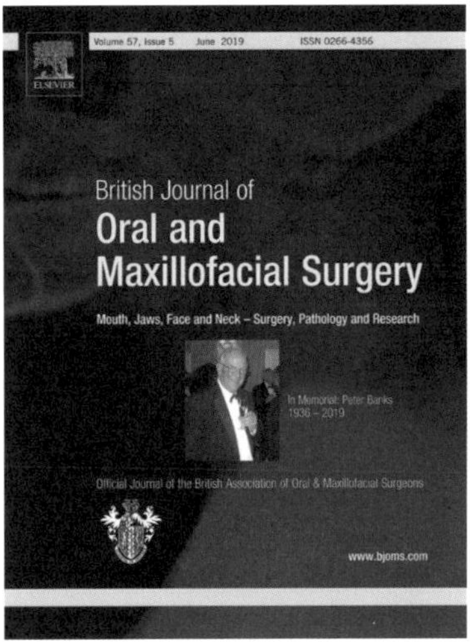


**Is injury to the inferior alveolar nerve still common during orthognathic surgery? Manual twist technique for sagittal split ramus osteotomy**

**Bong-Kyoon Choi**, Won Lee, Lun-Jou Lo, Eun-Jung Yang

SCI저널인 British Journal of Oral and Maxillofacial Surgery에 최봉균원장이 제1저자로 모든 수술과 연구를 하여 발표한 논문으로 양악수술시 가장 심각한 부작용 중에 하나인 하치조신경손상을 예방하기 위한 수술방법인 Manual Twist Technique을 개발하여 발표한 논문입니다.

## Journal of Oral and Maxillofacial Surgery

•
•
•

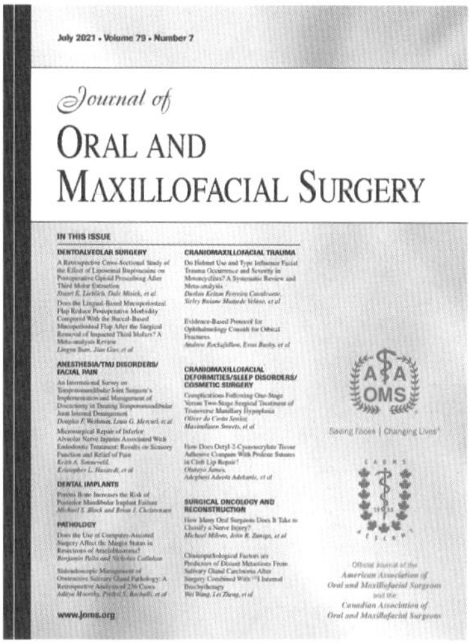


**Assessment of Blood Loss and Need for Transfusion During Bimaxillary Surgery With or Without Maxillary Setback**

**Bong-Kyoon Choi, MD,*** Eun-Jung Yang, MD, Kap Sung Oh, MD, PhD, and Lun-Jou Lo, MD, PhD

SCI저널인 Journal of Oral and Maxillofacial Surgery에 최봉균원장이 제 1저자로 모든 수술과 연구를 하여 발표한 논문으로 양악수술시 가장 심각한 부작용 중에 하나인 대량 출혈을 예방하기 위한 수술방법을 제시하고 양악수술 시 수혈이 필요 없음을 발표한 논문입니다.

## Journal of Oral and Maxillofacial Surgery

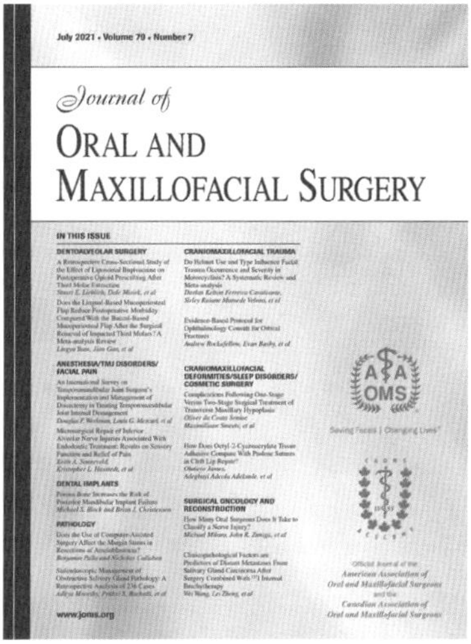


### Facial Nerve Palsy After Sagittal Split Ramus Osteotomy of the Mandible: Mechanism and Outcomes

**Bong-Kyoon Choi, MD,*** Raymond C.W. Gob, MBBS, FRACS(Plast), Philip K.T. Chen, MD, David C.C. Chuang, MD, Lun-Jou Lo, MD, and Yu-Ray Chen, MD

SCI저널인 Journal of Oral and Maxillofacial Surgery에 최봉균원장이 제 1저자로 모든 수술과 연구를 하여 발표한 논문으로 양악수술시 가장 심각한 부작용 중에 하나인 안면신경마비의 기전을 밝히고 양악수술시 안면마비 예방법을 발표한 논문입니다.

## Plastic and Reconstructive Surgery

•
•
•

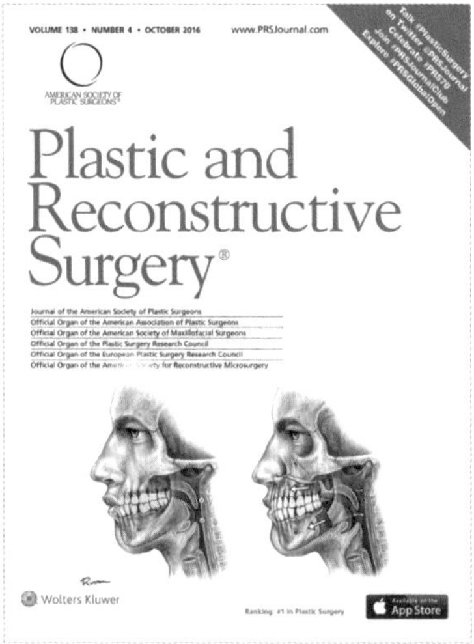


**The Influence of Reduction Mandibuloplasty History on the Incidence of Inferior Alveolar Nerve Injury during Sagittal Split Osteotomy**

**Bong-Kyoon Choi, MD**, Lun-Jou Lo, M.D., Ph.D. Kap-Sung Oh, M.D., Ph.D. Eun-Jung Yang, M.D.

SCI저널인 Plastic and Reconstructive Surgery에 최봉균원장이 제1저자로 모든 수술과 연구를 하여 발표한 논문으로 잘못된 진단으로 사각턱수술을 받은 후 양악수술을 받을 때 하치조신경 손상이 10배 증가함을 밝히고 이때 신경손상 예방법을 연구하여 발표한 논문입니다.

## Journal of Plastic, Reconstructive & Aesthetic Surgery

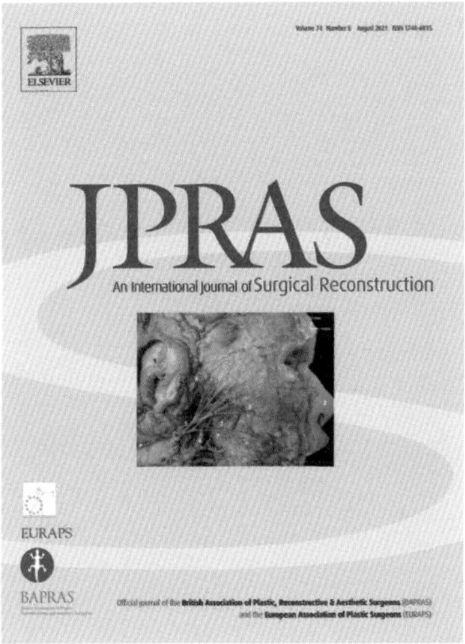


**Patient satisfaction after zygoma and mandible reduction surgery: An outcome assessment**

**Bong-Kyoon Choi**, Raymond C.W. Goh, Zachary Moaveni, Lun-Jou Lo*

SCI저널인 Journal of Plastic, Reconstructive and Aesthetic Surgery에 최봉균원장이 제1저자로 연구를 하여 발표한 논문으로 광대축소술, 사각턱수술 및 턱끝수술과 같은 안면윤곽수술을 받은 환자들의 97.9% 수술결과에 만족하며 똑 같은 상황에서 다시 안면윤곽수술을 받을 생각이 있다는 내용의 논문입니다.

## Journal of Craniofacial Surgery

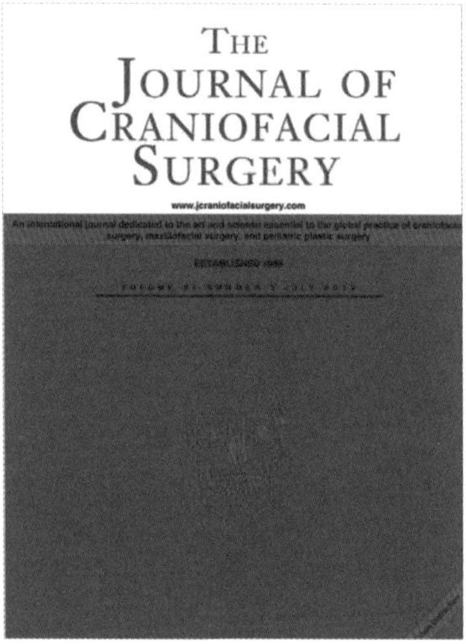


**Modified Rotational Anterior Segmental Osteotomy for Prevention of Common Complication (Aged Appearance)**

**Bong-Kyoon Choi, MD, PhD,*** Won Lee, MD, PhD, Lun-Jou Lo, MD, PhD, and Eun-Jung Yang, MD, PhD

SCI저널인 Journal of Craniofacial Surgery에 최봉균원장이 제1저자로 모든 수술과 연구를 하여 발표한 논문으로 돌출입수술의 가장 흔한 부작용인 합죽이, 긴얼굴, 노안등의 부작용을 극복하기 위해 최봉균원장이 개발한 회전돌출입수술에 대해 발표한 논문입니다.

## Aesthetic Plastic Surgery

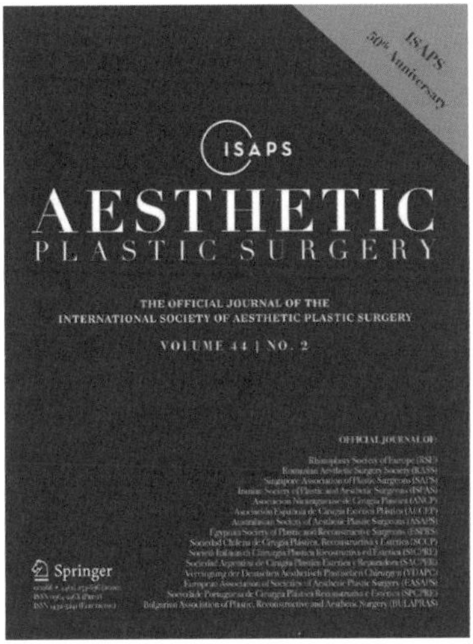


**Effects of Hat-Shaped Mortised Genioplasty with Genioglossus Muscle Advancement on Retrogenia and Snoring: Assessment of Esthetic, Functional, and Psychosocial Results**

**Bong-Kyoon Choi**, In Sik Yun, Young Seok Kim, Tai Suk Roh, Sang Eun Park, Jae Young Bae, Bok Ki Jung

SCI저널인 Aesthetic Plastic Surgery에 최봉균원장이 제1저자로 모든 수술과 연구를 하여 발표한 논문으로 코골이를 동반한 무턱교정을 위해 모자 모양의 절골을 이용하여 이설근전진술을 동반한 턱끝전진술을 시행시 무턱교정 뿐 아니라 코골이 증상도 개선되었다는 내용을 발표한 논문입니다.

## Journal of Craniofacial Surgery

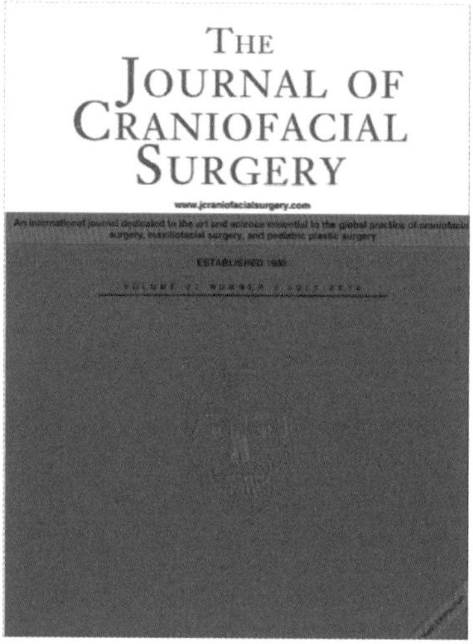


**Preservation of the Deep Facial Vein in Reduction Malarplasty**

**Bong-Kyoon Choi, MD,*** Kyeong Tae Lee, MD, Kap Sung Oh, MD,* Eun-Jung Yang, MD

SCI저널인 Journal of Craniofacial Surgery에 최봉균원장이 제1저자로 모든 수술과 연구를 하여 발표한 논문으로 광대축소술 시에 치명적인 부작용인 대량출혈의 원인이 되는 깊은 얼굴정맥의 발견과 보존에 관련하여 발표한 논문입니다.

## Journal of Craniofacial Surgery

•
•
•

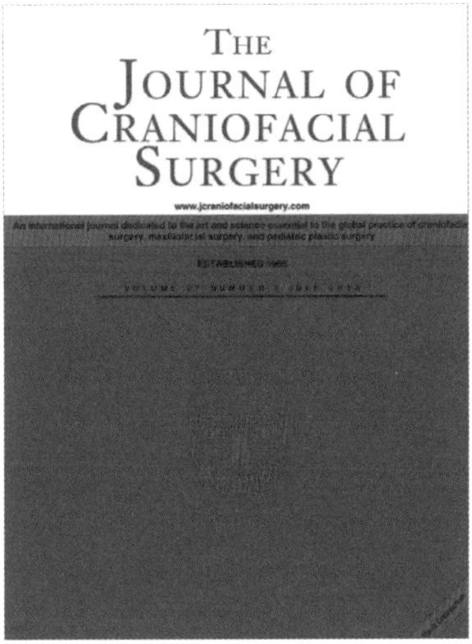


**Vascular Anatomy for the Prevention of Sublingual Hematomas: Life-Threatening Complication of Genioplasty**

**Bong-Kyoon Choi, MD, PhD,*** Sang-Soo Lee, MD, In-Sik Yun, MD, PhD,* and Eun-Jung Yang, MD, PhD

SCI저널인 Journal of Craniofacial Surgery에 최봉균원장이 제1저자로 모든 수술과 연구를 하여 발표한 논문으로 턱끝수술 시에 치명적인 부작용인 설하혈종의 예방을 위한 혈관 해부학에 관련된 논문입니다.

## Wound Medicine

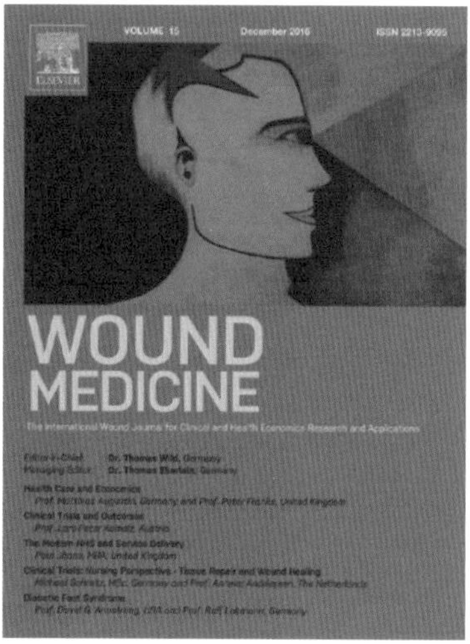


**Delayed infection after using bone wax in maxillofacial surgery: A rare complication after reduction mandibuloplasty**

**Bong-Kyoon Choi**, Eun-Jung Yang

국제학술지인 Wound Medicine에 최봉균원장이 제1저자로 모든 수술과 연구를 하여 발표한 논문으로 사각턱수술의 희귀한 부작용에 관한 내용으로 악안면수술시 사용한 본왁스에 의한 지연감염에 관해 발표한 논문입니다.

## Decision Making in Plastic Surgery 2nd Edition

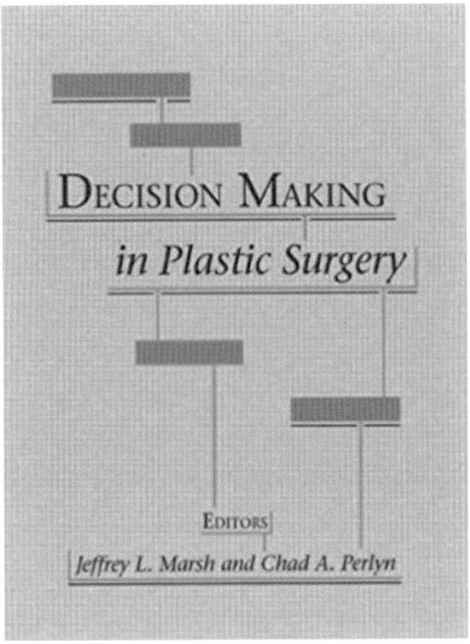


### CHAPTER 21 CLEFT LIP AND PALATE: FISTULAS

**Bong-Kyoon Choi**, Lun-Jou Lo

성형외과 전문의, 전공의들을 위한 교과서인 Jeffrey L. Marsh가 집필한 Decision Making in Plastic Surgery의 Chapter 21인 구순구개열 환자의 구강천공으로 인한 구비강 누공을 치료하기 위한 방법을 각각의 상황에 따라 제시한 교과서 채프터입니다.

## Journal of Oral and Maxillofacial Surgery

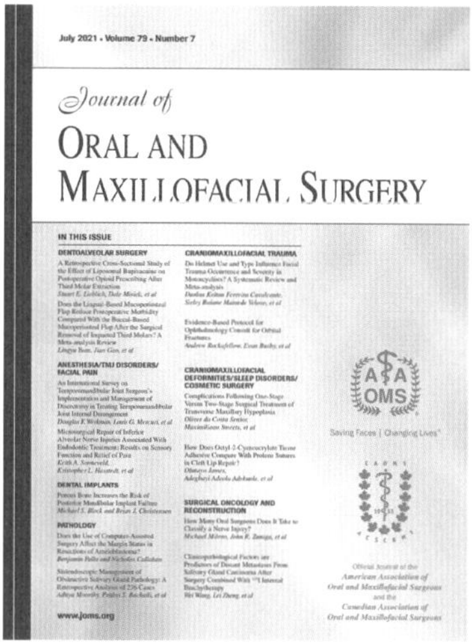


**Seven Fundamental Procedures for Definitive Correction of Unilateral Secondary Cleft Lip Nasal Deformity in Soft Tissue Aspects**

Dong Won Lee, MD,* **Bong-Kyoon Choi, MD**, and Be-Young Yun Park, MD, PhD

SCI저널인 Journal of Oral and Maxillofacial Surgery에 최봉균원장이 제2저자로 연구를 하여 발표한 논문으로 이차성 구순비변형의 궁극적인 치료를 위한 7가지 기본이 되는 시술에 관하여 박병윤교수님과 함께 발표한 논문입니다.

## Annals of Plastic Surgery

•
•
•

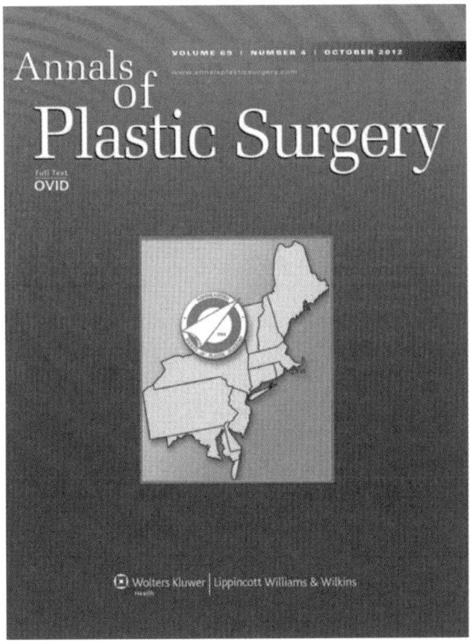


**Augmentation Mammoplasty With Silicone Implant Using Transumbilical Approach at a Subpectoral Level**

Won Lee, MD,* **Bong-Kyoon Choi**, MD, Sa-Ik Bang, MD, PhD, and Eun-Jung Yang, MD

SCI저널인 Annals of Plastic Surgery에 최봉균원장이 제2저자로 연구를 하여 발표한 논문으로 배꼽절개를 통한 실리콘 보형물을 이용한 가슴확대 수술에 관하여 발표한 논문입니다.

## Journal of Plastic, Reconstructive & Aesthetic Surgery

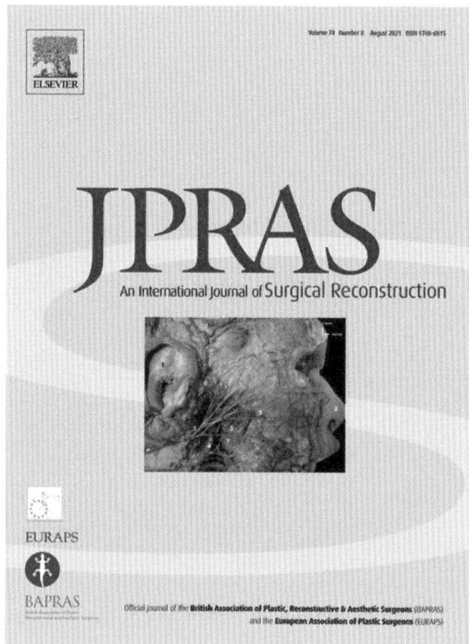

**A 45-degree Upward Tension-Releasing Epicanthoplasty Performed in 712 Consecutive Cases**

Sang Eun Parka, **Bong Kyoon Choi**, Tai Suk Roh, Dae Hyun Lew, Bok Ki Jung

SCI저널인 Journal of Plastic, Reconstructive and Aesthetic Surgery에 최봉균원장이 제2저자로 연구를 하여 발표한 논문으로 45도 상방이동으로 긴장을 줄여 자연스러운 앞트임 결과를 얻기 위한 수술방법을 발표한 논문입니다.

# 프롤로그

[1판, 2016년]

•
•
•

어느 나른한 일요일 오후...

핸드폰이 울렸다.

압구정에서 성형외과를 크게 하고 있는 선배에게 온 전화였다. 오랜만에 목소리를 들은 터라 무슨 일인 줄도 모르고 그저 반가운 마음에 압구정역 스타벅스로 향했다.

성형외과 전문의인 그가 일요일 오후에 다급하게 필자를 불러낸 이유는 양악수술과 더불어 대표적인 턱교정수술인 돌출입수술 방법을 물어보기 위함이었다. 그 선배는 돌출입수술을 한번도 본적이 없다고 했다. 본적이 없으니 해보았을 리 만무하다.

수술은 바로 다음날에 잡혀있었다.

수술방법을, 그것도 고난도의 큰 수술을 커피숍에 앉아서 말로 설명을 해 준다는 것이 너무 당황스러웠으나, 그의 간절한 부탁을 거절할 수 없어 한 시간여에 걸쳐 돌출입수술법을 말로 설명을 해주었다.

다음날 환자가 너무 걱정된 나머지 선배에게 전화를 하니 수술은 예정대로 그 선배가 직접 집도하였고, 수술은 무사히 끝났으나 입이 잘 들어가지 않은 것 같다고 했다. 돌출된 입을 집어넣는 수술인데 입이 들어가지 않다니……

그 선배가 운영하는 병원의 홈페이지를 들어가 보았다. 심지어 양악수술, 돌출입수술 전문병원이었다. 물론 선배는 양악수술과 돌출입수술을 포함한 얼굴뼈수술 전문의로 광고가 되고 있었다.

돌출입수술은 그렇다 치고 양악수술은 또 어떻게 하려고 했을까... 이 모든 상황이 이해가 되지 않았고, 나에게는 상식밖에 일이었다.

성형외과라는 학문자체가 외과학 중에서도 매우 특수한 학문인데, 이중에서도 얼굴뼈수술은 더욱 특수한 분야로 외국의 경우 얼굴뼈수술 전문수련병원에서 힘든 수련과정을 겪어야만 감히 실행할 수 있는 수술로 인식이 되어있다.

그런데 안타깝게도 얼굴뼈수술 특히, 양악수술 전문수련기관이 우리나라에는 없다. 그래서 필자는 대만 장경기념병원의 Craniofacial Center에서 1년간 정규 International Fellowship 과정을 마치고 귀국 후 개원가에 몸담고 있다.

전문병원에서 수련을 마치고 한국에 돌아왔을 때 각종 매체에 도배된 성형수술에 관한 허위광고, 과장광고에 놀랐고, 잘못된 의학 상식 등을 사실로 믿고 있는 환환자들 만날 때 마다 또 한 번 놀라지 않을 수 없었다.

타 병원에서 돌출입수술을 받은 환자 한 분은 재수술을 위해 필자를 찾아왔는데, 위턱의 앞니 4개가 괴사되었음에도 불구하고 정작 환자는 앞니 괴사에 대해 전혀 묻거나 언급하지 않았다.

이에 내가 먼저 앞니 4개가 괴사하게 된 상황을 물으니 환자는 '돌출입수술을 받으면 당연히 괴사가 되는 것으로 알고 있다'며 마치 자신의 치아가 아닌 것 마냥 태연하게 이야기하는 것이 당황스러웠다. 수술 집도의에게서 그렇게 들었다는 것이다.

이런 말도 되지 않는, 웃음도 나오지 않는 상황들 속에서 어떻게 하면 제대로 된 의학지식, 아니 적어도 내 전공인 얼굴뼈 수술만이라도 제대로 된 지식을 알려줄 수 없을까 하는 생각에서 시작을 한 것이 바로 필자의 블로그인 '최봉균의 얼굴뼈 이야기'이다.

그 동안 나름대로 제대로 검증된 성형수술, 그 중에서도 얼굴뼈 수술에 관련된 지식을 진실되게 말씀드리려 애써왔고 또 많은 환자분들께서 필자의 블로그로 인해 많은 깨달음과 도움을 받고 감사의 말씀과 응원을 오랜 시간이 지난 지금까지도 보내주고 계신다.

그 뜻에 부응하고자 바쁜 시간을 쪼개 직접 하나하나 인터넷에 글을 쓰다 보니 어느덧 블로그 글의 양이 많아졌고, 주변의 환자분들 혹은 지인들로부터 유익한 컨텐츠를 보다 많은 사람들이 접하고 볼 수 있도록 책으로 출간을 하면 어떻겠냐는 권유를 계속 받아오다 드디어 이렇게 출간을 하게 되었다.

책이 출간되더라도 필자의 블로그인 '최봉균의 얼굴뼈이야기'는 꾸준히 이어나갈 생각이다. 다만, 최근 유행하는 약식 수술방법의 문제점이나 부작용 등을 직설적으로 지적하다 보니 경쟁병원에 의한 행정기관민원으로 인하여 현재 필자 블로그의 대부분은 소위 '서로이웃추가'를 해야만 읽을 수 있게 되었다.

그럼에도 불구하고 원칙을 지킨 수술방법, 제대로 된 수술방법, 검증된 수술방법, 교과서에 나오는 수술방법들을 알리고 이야기할 생각이다. 필자의 주된 진료영역인 안면윤곽수술과 양악수술 및 재수술에 관한 이야기도 여력이 되는 한 지속될 것이다.

이 책을 읽고 단 한 명의 환자라도 잘못된 수술이나 말도 되지 않는 부작용으로 고생하는 일이 없어진다면, 긴 시간 블로그에, 또 책을 쓰기 위해 고생했던 날들이 충분히 보람된 시간으로 남을 것 같다.

2016
CBK성형외과 대표원장
최봉균

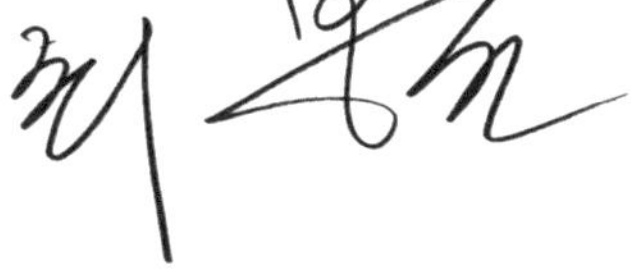

# 프롤로그

[2판, 2024년]

•
•
•

"최봉균의 양악수술 안면윤곽이야기" 1판[2016년] 프롤로그의 병원 환자는 돌출입수술 후 입천장에 구멍이 뚫려서(구개천공) 끝내 나를 찾아왔다.

구개천공의 원인을 찾지 못한 채 잘못된 시기에 잘못된 수술의 반복으로 구개천공은 더욱 악화가 되고 검색에 검색을 거듭한 끝에 나를 찾아왔다.

수술자는 본인이 하는 수술의 기본원칙부터 부작용 그리고 부작용의 치료까지 전과정을 숙지하고 있어야 한다.

부작용이 없는 수술은 없고 부작용 없이 수술하는 의사도 없다. 다만, 부작용이 생겼을 때는 이를 즉각적으로 진단하고 정확한 원인을 찾고 즉각적인 적합한 치료를 할줄 알아야 한다.

커피숍에서 한시간 동안 수술과정을 듣고 수술했으니 부작용의 처치에 대해서 알리가 만무하다.

단순히 예뻐지기 위해 돌출입수술을 받고 입천장에 구멍이 나고 앞니가

4개씩이나 괴사가 된 환자는 무슨 죄가 있을까?

특히 최근에는 블로그, 유튜브 등 SNS의 발달로 소위 팔로워수가 많은 블로거나 유튜버의 말한마디가 진리가 되고 원칙이 되어버렸다. 지켜보면 흡사 사이비교주와 맹신도들 같은 현상을 보이기도 한다. 사실 위 구개천공 환자의 경우도 팔로워수가 많은 유튜버에게 치료를 받다가 호미로 막을 상황을 결국엔 가래로, 그것도 힘들게 막는 상황이 되어버렸다. 그 유튜버는 돌출입수술 경험이 한 번도 없었다. 그러한 파워 블로거나 유튜버는 성형외과 전문의로서 모든 수술에 대한 기본지식이 있음을 주장한다. 사람 몸에 칼을 대면서 기본지식으로 수술을 하는가? 환자들은 기본지식만을 가진 의사에게 자기 몸을 맡길 것인가? 수술경험이 없는데 부작용 치료는 가능한 건가? 환자들은 가능할 거라고 생각하는 걸까?

내가 대학시절 흉부외과학을 공부를 해서 기본지식이 있다고 심장수술을 할 수 있을까? 환자들은 나에게 심장수술을 받을 것인가?

첫 양악수술을 위해 공부했던 때가 생각이 난다. 여러 종류의 교과서는 물론이고 양악수술시 발생할 수 있는 여러 상황에 대해 발표한 논문만 라면박스 3박스는 읽고 정리를 한 것 같다.

왜 환자들은 유독 성형수술에 있어 만큼은 이리도 너그러울까?

전문가를 판별하기가 그렇게도 어려운건가? 내 블로그에만 수많은 전문의 감별법이 게시가 되었음에도 이런 일들은 지금도 어디선가 벌어지고 있다.

이러한 어수선한 세상에서 얼굴뼈수술에 관한 제대로 된 지식을 알려주기 위해 “최봉균의 양악수술 안면윤곽이야기” 1판을 만든 지 8년만에 2판을 출간하게 되었다. 그동안 한국뿐 아니라 일본 중국에서도 많은 분들이 읽어 주셨다. 이 책은 의사들을 위한 책이 아니라 환자분들을 위한 책으로 전문지식을 다룬 전문 의학서적이 아니고 일반 서적이다. 일반서적이지만 수술내용은 오랜 기간동안 검증된 지식과 수술의 원칙을 담았다. “최신수술법”이라는 미명 하에 검증되지 않은 수술 방법들과 원칙에서 벗어난 수술 방법들, 또 이로 인해 상처받은 환자들 이야기까지 환자분들께서 알아듣기 쉽도록 풀어서 쓴 책이다.

특히 이번 “최봉균원장의 뼈때리는 얼굴뼈수술이야기 (의사들도 모르는 안면윤곽 양악수술 리얼스토리)”는 실제 사례위주로 수술과 더불어 흔히 발생하는 부작용 그리고 최근에 발생하는 얼굴뼈수술의 문제점들에 대해서 전반적으로 설명을 드리고 있다. 특히 환자와 의사의 과도한 욕심과 잘못된 진단으로 인한 원치 않는 결과 등에 대해서 자세히 기술을 하려고 노력하였다. 이 책에 있는 대부분의 케이스들은 제가 직접 수술을 한 결과만을 보여드린다. 또한 나의 개인적인 생각도 일부 포함이 되어있으나 그동안 오랜 기간동안 혹은 의학적으로 검증이 된 지식만을 포함하였다.

그 뿐 아니라 실패하지 않는 성형수술 팁까지 성형수술, 특히 얼굴뼈수술을 계획하고 있는 환자라면 반드시 읽어봐야 할 책이라고 감히 자부한다.

나는 성형외과 전문의 자격을 취득 후 눈, 코, 가슴 성형수술은 하지 않고 20여년간 오로지 얼굴뼈수술에만 집중하였다. 이 책은 이러한 내 수술 인생의 모든 기록이 들어있는 책으로 나에겐 논문집과 더불어 제일 소중한 자산이 될 것이다.

우연히 이 책을 마무리할 무렵,

나는 온 가족들과 함께 영국 런던에 머물고 있다.

항상 나에게 힘이 되어주고 영감을 주는 그리고 특히 이 책을 마무리하는 특별한 순간에 내 곁에 있어준 나의 전부인 나의 가족, YUN, GENE 그리고 VINCE에게 이 책을 바친다.

2024년 4월 런던에서…
**CBK성형외과 대표원장**
**최봉균**

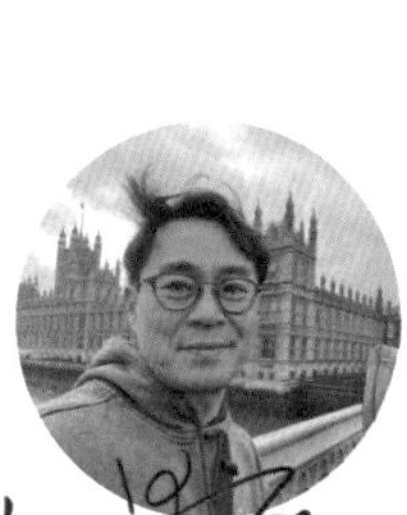

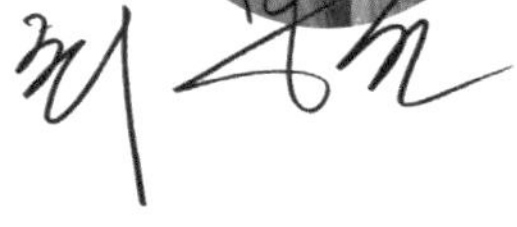

# 추천사 #1

Facial bone contouring and orthognathic surgery is not only face-changing. It can be life-changing. In my opinion, facial bone surgery is the most powerful tool in the plastic surgery armamentarium that can enhance a person's face.

The foundational construct of the face, or its bony architecture, creates the platform on which your face rests.

Without addressing this bony foundation and creating a balanced and harmonious relationship between the upper, middle and lower portions of your facial skeleton, no amount of external work such as blepharoplasty or rhinoplasty can give a wholly pleasing face.

Your face forms your identity, and how it appears not only affects your self perception but self confidence. It can also extend to a far reaching impact on your social interaction and relationships. Your face can create greater opportunities in work and in life.

Dr. Bong-Kyoon Choi is a master at his craft. Through the many years that I have known him, I have come to admire 'BK' for his timeless dedication to his art, his caring mannerism with his patients, and the mentorship that he has established with countless other surgeons who look to learn from his experience.

Dr. Choi has chosen to focus his work solely on facial bone surgery. In doing so, it has enabled him the opportunity to refine his skills and to perform facial bone surgery to the highest level – safely, and with predictable outcomes.

Each patient who presents for facial bone surgery will be unique, and a customised plan is essential to achieve the best possible outcome. X-rays, calculations, and formulas are all important contributions toward planning facial bone surgery. The most important factor, however, resides in the surgeon's 'aesthetic eye' to be able to define what is beautiful. Like a true artist, Dr. BK Choi possesses both the eye to see what is beautiful and the hands to create it.

I congratulate Dr. BK Choi on this timely book. It presents the commonly performed facial bone surgeries in an easy-to-understand manner. A thorough understanding of what the surgery entails, including pre-operative preparation, post-operative recovery, and potential risks and complications, is vital to a patient's assurance and confidence in preparing to undertake facial bone surgery.

I sincerely hope that you will enjoy the information presented in this book.

**Dr. Raymond Goh**
**Plastic Surgeon**
Valley Plastic Surgery
51 Ballow Street, Fortitude Valley Queensland. 4007. Australia.

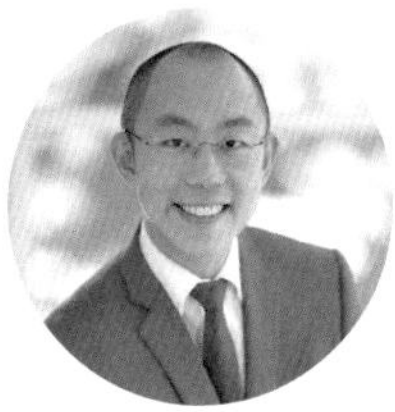

# 추천사 #2

I have known BK Choi for many years now.

It all started in Taiwan, at Chang Gung Memorial Hospital, where we were craniofacial fellows in 2008. Those were days and nights of hard work in the operating theatre, but also an unforgettable time as BK is not just a brilliant surgeon but an amazing colleague to work with.

I worked closely with him and I had the privilege to see how much passion and dedication he puts in his work and how much care and sympathy he has for his patients.

He is able to give an extreme attention to details without losing perspective and vision of the bigger picture and the final result. In a complex situation he is able to evaluate pros and cons in the process to make a balanced judgment and the right decision.

He is excellent member of the team as well as a very good leader and a great teacher for the juniors. Not only he dedicates enormous amount of time to surgical activity, he still finds energy and time for research and scientific papers and texbooks.

BK is a great surgeon, who has been trained in one of the best craniofacial centre in the world and is always committed to refine and improve his expertise, constantly aiming for perfection.

Most important, he is a great friend across time and distance!

Francesco M.G. Riva
**Plastic Surgeon**
Degree in Medicine
Specialist in Cranio Maxillo Facial Surgery
The Royal Marsden Hospital, London UK

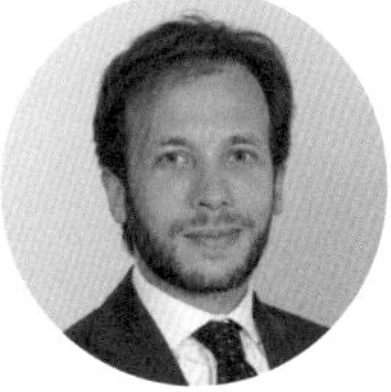

# 추천사 #3

•
•
•

崔凤钧院长是韩国CBK整形医院的院长，同时也是我多年的好友。
早在 二十年前，当时韩国整形对于中国医师和求美者来说
都还比较神秘，我作为访问医生去到韩国最负盛名的延世大学学习，
我和崔凤钧院长就结识在那里。当时他是总住院医师，
负责所有的手术安排，协助教授带领住院医师完成绝大多数手术，
并且还要负责病历资料总结和讨论。
令人印象深刻的还有他参与组织了当年度的专科解剖培训，
他当年就给我留下了务实、勤勉的印象。
回国后我们一直保持着联系，他先后去到美国和台湾进行专科研修，
并且在颅颌面外科崭露头角。
作为整形外科医生都知道，颅颌面外科是整个整形修复重建
领域成长周期最长、难度最大的亚专科，
但是崔凤钧院长乐在其中，他把大部分的时间都花在了深度的
专业学习和提高当中，由于深厚的专业功底、开阔的国际化视
野和仁爱的精神，他成长为韩国著名的颅颌面外科医生，
经常参与韩国整形节目录制，并且韩国小姐总决选也特邀

他作为专业评委。
在繁忙的临床工作中，他养成了一种很好的习惯，
把他的专业理解和临床案例分析都总结成文发表在他的博客里。
这一习惯坚持了多年，有很多颅颌面畸形的患者从中受益。
为了更好的服务颅颌面畸形的患者，崔凤钧院长这次以他的
专业博客内容为基础，准备出版一部专著，这本专著仍然
面向患者，高举科普的旗帜，践行服务的理念，将颅颌面外
科生涩的专业知识用大家喜闻乐见的方式娓娓道来，
实乃颅颌面畸形患者和对这方面有兴趣的青年医生之幸事。
受崔凤钧院长之邀，我有幸为此书写序，
应该说能够把这样一本融合科学和趣味，专业和科普的专著
推荐给大家，也是我的追求。希望这样一本书，能够给韩国的，
中国的甚至是世界的颅颌面畸形患者和有志于此道的年
轻医生带来更平易的视角，带来更专业的关怀。
是的，专业的关怀，相信你们一定能从中感受到崔凤
钧院长的情怀。
说到这里，我都等不及了呢，什么时候才能拿到那本有崔
凤钧院长签名的带着书香的专著呢？是为序。

**吴东辉医学博士**
解西医疗美容门诊

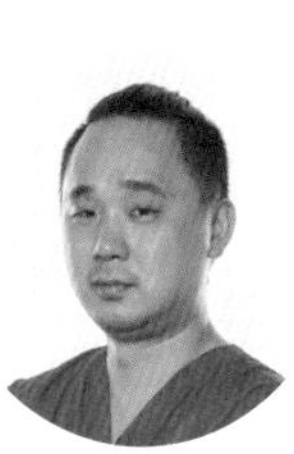

목차 • • •

# 최봉균 원장의 빼때리는 얼굴뼈수술이야기

- 의사들도 모르는 안면윤곽 양악수술 리얼스토리 -

# 성형 후 삶이
# 고통이 되어버린
# 이들의 이야기

# 01.

# 성형 후 삶이
# 고통이 되어버린
# 이들의 이야기

# 01.

예뻐지고자 성형수술을 받았지만, 수년간의 고통 혹은 돌이킬 수 없는 상처를 입는 경우가 종종 있습니다. 과도한 욕심, 수술에 대한 정확하지 않은 이해, 잘못된 진단, 검증되지 않은 수술 방법 등으로 인해 일정 기간 혹은 평생을 고통 속에 살아가는 환자분들이 있습니다.

모든 수술에 있어서 부작용이 없는 수술은 없으며, 부작용 없이 수술하는 의사는 없습니다.

또한, 수술은 사람 몸의 일부를 변화시키는 조작입니다. 아무런 희생 없이 변화를 기대할 수는 없습니다. 이러한 과정에서 필연적으로 부작용이 생길 수도 있고, 원치 않는 결과가 나오기도 합니다. 부작용이 생겼다고 해서 의사나 병원을 무조건 블랙리스트에 올려서는 안 되는 이유입니다. 다만, 부작용이 생겼을 때 즉각적으로 진단하고 처리를 해주는 것은 의사의 절대적인 의무입니다.

여기서 들려드리는 이야기는 흔한 일반적인, 항상 발생할 수 있는 부작용 이야기가 아닙니다. 의사나 환자의 과도한 욕심, 오해, 혹은 무지에서 비롯된 절대 일어나서는 안 될, 일부는 되돌릴 수 없는 이야기들입니다. 완벽한 수술은 없습니다. 그러나 검증된 방법으로 제대로 수술을 하고, 환자분이 통증이나 문제를 호소할 때는 보다 더 정밀한 검사를 하고, 평상시보다 자세히 들여다보며 원인을 찾아야 합니다.

다시는 일어나지 말아야 할 이야기들입니다.

## 훤히 보이는 신경에 나사를 박아버린 정말 나쁜 의사

얼굴뼈 수술 중 마주할 수 있는 신경이 몇 가지 있습니다. 아래턱에는 환자분들이 잘 아시는 감각신경인 하치조신경(Inferior Alveolar Nerve)과, 하치조신경이 턱끝구멍을 나오면서 이름이 바뀌는 턱끝신경(Mental Nerve)이 있습니다. 위턱에는 안와 바로 아래, 얼굴 정면에 위치한 역시 감각신경인 안와하신경(Infraorbital Nerve)과, 입천장에 분포하는 내림구개신경(Descending Palatine Nerve) 등이 있습니다.

이러한 신경들에 대해 제 블로그나 유튜브에서 실제 사진을 보여드리며 여러 차례 설명드린 적이 있습니다. 그때 제가 말씀드린 것처럼, 안와하신경은 얼굴뼈 중앙에서 정면으로 훤히 보이기 때문에 손상될 가능성이 거의 없는 신경입니다. 그럼에도 불구하고, 이 신경이 손상되어 한 환자분께서 저를 찾아오셨습니다.

그 환자분은 광대수술 후 얼굴의 감각 이상과 통증을 호소하셨습니다. 엑스레이와 CT 촬영 결과, 놀라지 않을 수 없었습니다. 엑스레이에서 광대수술 시 절골선은 정상으로 보였지만, 고정핀이 너무 얼굴가운데 위치해 있습니다. 그래서 정밀한 CT를 찍어보니 결과는 다음과 같았습니다.

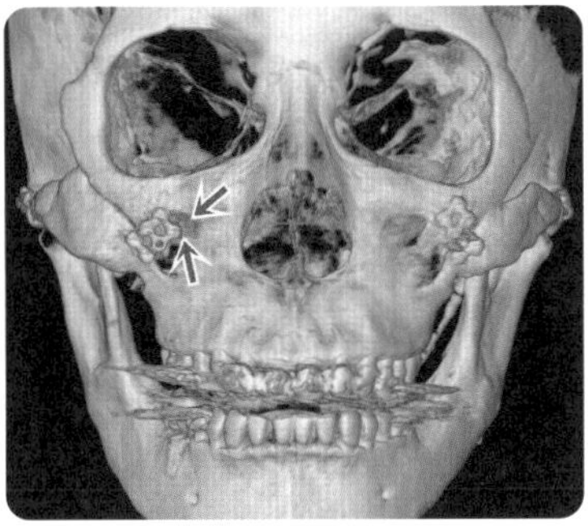

**안와하신경 손상환자의 CT -**
CT 3d 이미지에서 안와하신경이 나오는 구멍인 안와하구멍(파란색화살표)에 고정핀이 매우 근접해있음을 알 수 있음

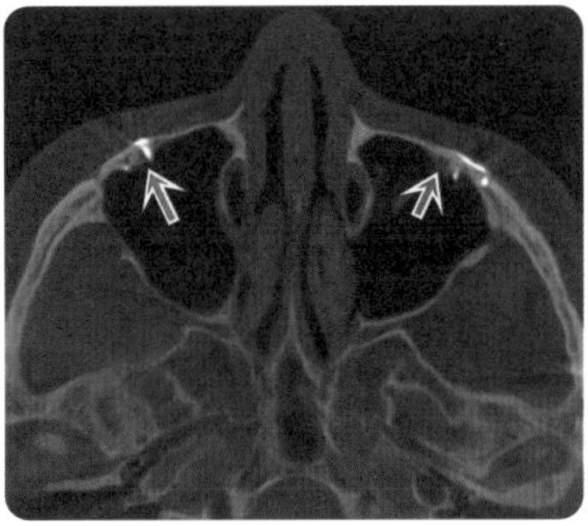

**안와하신경 손상환자의 CT -**
단면사진에서 환자의 왼쪽은 안와하구멍을 피해 고정핀이 사용되었지만(파란색화살표), 환자의 오른쪽은 나사가 안와하구멍을 관통(빨간색화살표)하고 있음

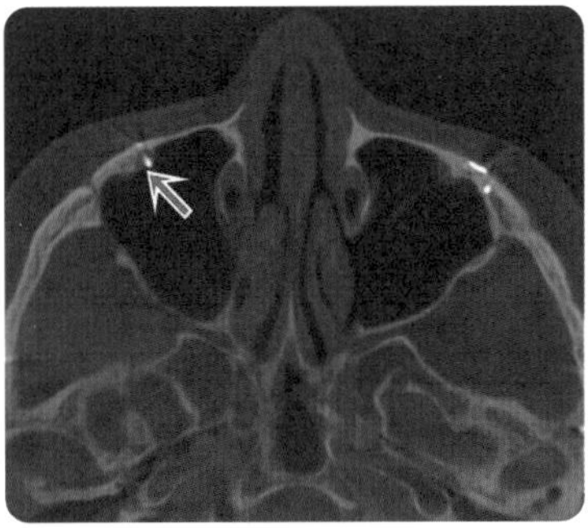

**안와하신경 손상환자의 CT -**
단면사진에서 안와하신경이 지나가는 신경관의 가운데를 나사(빨간색화살표)가 관통하고 있음

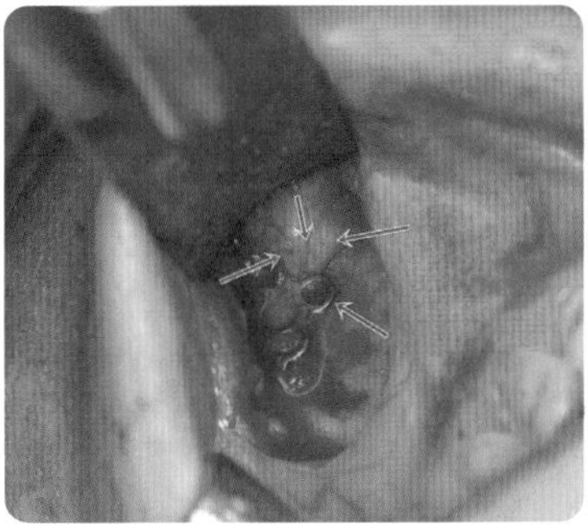

**안와하신경 손상환자의 실제 신경사진 -**
고정핀(파란색화살표)에 의해 안와하신경(빨간색화살표)이 눌려있고 나사가 신경을 관통한 모습(나사는 제거된 사진)

위 사진들처럼 발생하기 불가능할 것이라고 생각했던 안와하신경의 손상을 눈으로 직접 확인할 수 있었습니다. 양악수술 중 BSSO라는 하악수술 시 고정 방법 중 하나인 Bicortical Screw라는 긴 나사를 이용해 고정하는 경우, 신경이 포함된 뼈절편의 변위로 인해 아주 가끔 신경에 나사가 박히는 경우가 있긴 합니다. 그러나 이도 매우 드문 일입니다.

제가 제목에서 "나쁜 의사"라는 표현을 사용한 이유는 안와하신경은 위 사진에서 보듯이 광대수술이든 양악수술이든 신경이 한가운데 훤히 보이기 때문입니다. 물론 광대수술이나 양악수술 시 안와하신경까지 접근하지도 않고, 대부분의 경우 안와하신경까지 박리하지도 않습니다. 그런데 이렇게 훤히 보이는 신경에 나사를 박았다는 것은 알면서도 신경에 나사를 박은 정말 나쁜 의사이거나, 정말 아무것도 모르는 의사 중 하나인데 후자라고 생각되지 않습니다. 안와하신경은 두꺼워서 모를 수가 없습니다.

사실 안와하신경은 제가 여러 차례 보여드리며 설명드렸듯이 그냥 한 줄기로 나오지 않고, 안와하구멍에서 나오자마자 분수처럼 퍼집니다. 그래서 고정핀이 비켜 간 환자분의 정상이라고 말씀드린 왼쪽 얼굴도 감각 이상이 발생했습니다. 고정핀이 너무 안와하신경에 가깝기 때문에 분수처럼 퍼지는 신경을 자극할 수 있습니다.

이렇듯 해부학도 모르고 훤히 보이는 신경에 그야말로 못을 박아버린 의사… 정말 나쁜 의사 아닌가요? 의사들 중에는 마비라는 신경 손상의 증상이 뚜렷하게 나타나는 운동신경에 비해 감각신경을 중요하게 생각하지 않는 분들이 있습니다. 심지어 어떤 의사는 감각신경은 잘라도 된다고 말하는 분도 직접 본 적이 있습니다.

운동신경이든 감각신경이든 최대한 보존해야 환자분들께서 불편하지 않습니다. 특히 오늘 이야기의 주제인 안와하신경처럼 이름이 붙을 정도로 굵은 신경은 반드시 보존해야 합니다. 저는 부작용을 욕하지 의사를 욕하지는 않지만, 이분은 정말 나쁜 의사입니다. 환자분은 무슨 죄가 있습니까? 단순히 예뻐지고 싶었을 뿐인데…

## 과도한 욕심과 무지가 불러온 돌이킬 수 없는 고통

우리나라에서 가장 흔히 시행되는 얼굴뼈 수술은 사각턱수술입니다. 사각턱이 크면 인상이 강해 보이고 도시스럽지 못한 인상을 주게 되는데, 사각턱의 원인을 살펴보면 크게 골격이 원인인 경우와 연부조직이 원인인 경우로 나뉩니다.

사각턱이 도드라지게 보이게 하는 연부조직 중 가장 중심이 되는 부위는 바로 교근(Masseter Muscle)이라는 저작근육입니다. 사각턱축소술 시 교근 절제술을 시행하기도 하지만, 더 간단한 방법으로 교근을 줄이기 위해 보톡스를 비롯한 여러 시술들이 개발되었습니다. 그중 절개를 가하지 않고 기구를 이용해 중주파 혹은 고주파로 근육을 축소시키는 시술이 유행하고 있습니다.

문제는 과도한 욕심으로 인해 시술의 범위를 넘어서서 수술의 효과를 노리고 너무 과하게 축소를 시도한다는 점입니다. 시술은 시술의 효과를 기대해야 하며, 따라서 증상이 경미할 때 사용하는 것이 맞습니다. 시술의 효과 범위를 넘어서는 중등도 이상의 증상이라면 시술이 아니라 수술을 받아야 합니다.

환자분께서는 사각턱수술과 중주파 교근축소술을 받은 후 5년간 지속된 통증으로 저를 찾아오셨습니다. 수술을 한 병원에서는 엑스레이와 3D CT를 찍은걸 보여주며 결과가 좋다고 설명하며, 환자분에게 왜 참지 못하냐고 오히려 역정을 내셨습니다.

당연히 근육은 엑스레이나 CT에 보이지 않습니다. 하지만, 환자분의 통증 양상이 연부조직의 염증에서 발생하는 통증과 비슷했기 때문에 더 이상 지체할 수 없다고 판단하여 응급으로 수술 부위를 열어보았습니다.

수술 결과, 교근의 대부분이 괴사되어 염증이 매우 심각한 상태였음을 확인할 수 있었습니다. 모든 염증 조직을 제거하고 수술을 마무리했습니다. 대부분의 교근이 괴사되어 있었고, 괴사된 조직의 양이 상당했으나 그중 큰 덩어리만 사진으로 남겨두었습니다.

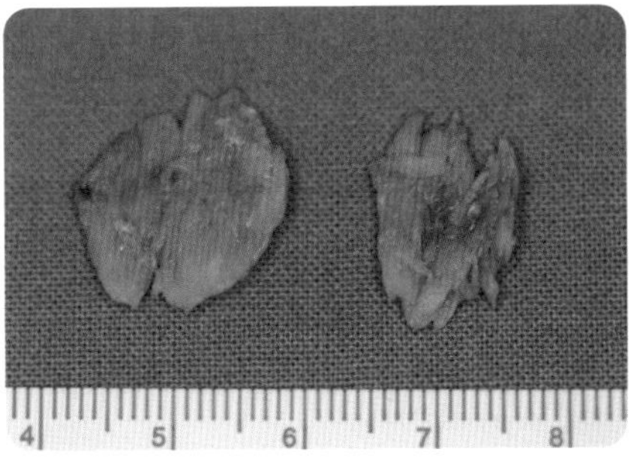


중주파 사용으로 썩은 근육(교근) -
중주파 사용시 과도한 욕심으로 근육이 괴사되어 수년간 통증에 시달리신 환자분의 썩은 교근(Masseter muscle) 중의 일부

제가 보기에는 교근이 경미하게 발달한 경우, 즉 경등도의 교근일 때는 중주파 시술을 이용한 교근축소술이 아주 좋은 방법이라고 생각됩니다. 그러나 교근이 경등도를 벗어날 정도로 크다면 어떻게 줄여야 할까요?

교근이 중등도 이상으로 비대한 경우에는 교근을 절제해서 없애주는 교근 절제술을 시행해야 합니다. 즉, 시술을 할 때는 시술의 한계를 분명히 알고 시행해야 하며, 시술을 하면서 시술 이상의 효과를 기대해서는 안 됩니다.

이것은 의사의 과도한 욕심과 염증 반응에 대한 무지가 불러온 안다까운 이야기였습니다.

# 뼛조각 하나로 안면, 치아 및 안구 통증으로 고통받은 3년

급하게 예약도 없이 아침 일찍 저를 찾아오신 환자분의 이야기입니다. 그런데 요즘 이와 같은 사례가 너무 많습니다.

3년 전에 광대축소술을 받으셨는데, 그 이후로 계속해서 얼굴 통증으로 고생하셨고 최근 들어 눈동자 통증과 치통까지 생겨 도저히 참을 수 없어 저희 병원을 예약도 없이 급하게 방문하셨습니다. 수술한 병원에 갔을 때는 3D CT를 보여주며 정상이라는 말만 들으셨다고 합니다. 이비인후과에서는 부비동염으로 약만 처방받았는데 차도가 없었습니다.

저희 병원에서 CT를 찍은 결과, 3D 이미지에서는 정상으로 보였으나 단면 사진을 보니 부비동 안에 뼛조각이 보였습니다.

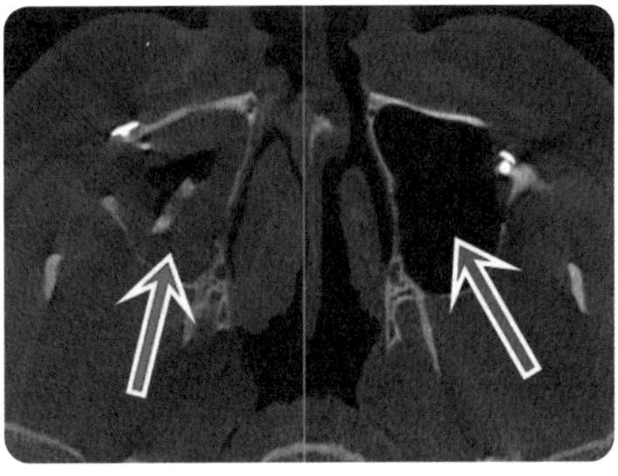

**뼛조각에 의한 부비동염 -**
부비동 안에 뼛조각(빨간색 화살표)으로 인해 3년간 고생하신 환자분의 부비동염 CT (파란색 화살표는 정상 부비동)

그래서 응급으로 뼛조각 제거 수술을 시행했습니다. 물론 광대수술 시 사용한 고정핀 제거도 동시에 진행했습니다. 수술 결과, 제거된 썩은 뼛조각입니다.

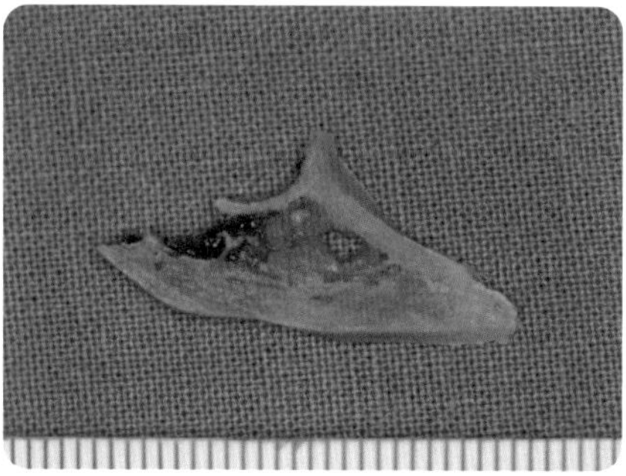

부비동 안의 썩은 뼛조각 -
3년간 얼굴 통증으로 고생하신 환자분의 부비동에서 염증과 함께 발견된 썩은 뼛조각

이 뼛조각으로 인해 부비동염이 발생했고 적절히 치료되지 않아 염증이 심해지면서 치통과 안구 통증까지 발생한 경우입니다.

앞서 언급했듯이 부작용 없는 수술은 없고 부작용 없이 수술하는 의사도 없습니다. 어떤 의사라도 이러한 실수를 할 수 있습니다. 다만, 환자가 치유 과정에서 조금이라도 정상적인 과정을 벗어나는 증상을 호소하면 자세히 들여다봐야 합니다. 제가 항상 말씀드리듯이 매의 눈으로 원인을 찾아봐야 합니다.

특히 광대수술 시 부비동에 뼛조각이 남는 경우가 많습니다. 일부 의사들은 부비동에 남은 뼛조각이 흡수된다고 하지만, 흡수되지 않습니다. 반드시 발견 즉시 제거해야 합니다.

특히 최근 들어 3D CT가 보급되어 거의 모든 병원이 CT를 촬영하는데, 보기 좋은 3D 이미지는 이런 경우 전혀 효율적이지 못합니다. CT는 단면을 자세히 볼 줄 알아야 합니다.

환자가 통증을 호소할 때 CT만 제대로 봐줬더라면 이 환자는 3년간 고생할 필요가 없었겠지요.

참고로, 광대수술 같은 안면윤곽수술이나 양악수술의 경우 부비동을 관통하는 절골을 피할 수 없습니다. 수술을 마무리할 때 부비동염을 예방하기 위한 조치를 충분히 취해야 합니다. 수술 후 부비동염이 발생했을 때는 그 원인을 찾기 위해 노력해야 하며, 위 환자분처럼 원인이 되는 이물질이 있다면 즉각 제거해야 합니다. 또한, 얼굴 뼈 수술 후 발생한 부비동염의 절대 치료 원칙 1번은 고정핀 제거입니다. 고정핀이 있는 한 부비동염은 일시적으로 나았다가 재발하기를 반복합니다.

부비동염의 원인은 수술일 수도 있고 아닐 수도 있습니다. 그러나 치료 원칙은 고정핀 제거가 최우선입니다.

## 있을 수 없는 모든 일이 한 환자에게…
## 세상에 이런 일도 있습니다

같은 의사로서 너무나 화가 나고 안타까웠던 환자분의 이야기입니다.

환자분께서는 저에게 내원하기 6년 전 광대수술과 턱끝수술을 받고 난 후 턱끝의 감각 이상과 통증으로 저를 찾아오셨습니다. 엑스레이를 찍어보고 제 눈을 의심하지 않을 수 없었습니다.

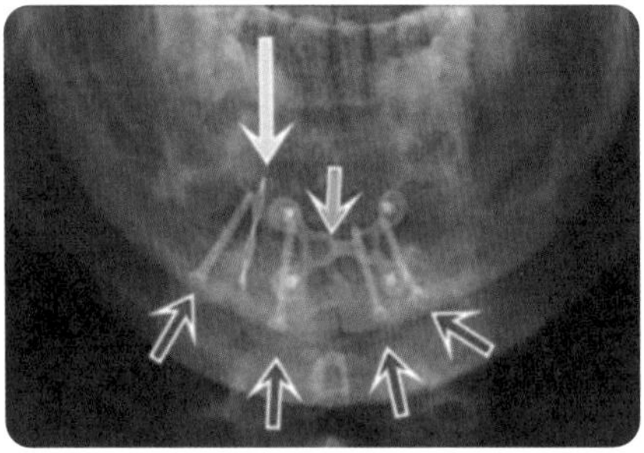

턱끝수술 후 감각 이상과 통증이 발생한 환자분의 엑스레이 -
한 번의 턱끝수술에 사용된 많은 고정핀들(파란색 화살표는 고정 나사, 초록색 화살표는 고정 플레이트)과 부러져 뼈에 박혀 있는 수술 기구(노란색 화살표)

위 사진을 보시면 파란색 화살표는 턱끝수술 후 사용된 고정 핀들을 가리킵니다. 길다란 대못부터 플레이트에 사용된 조그만 나사까지, 플레이트 외에도 총 8개의 나사가 관찰됩니다. 물론 모양과 크기도 다양합니다. 저는 처음에 여러 차례 턱끝수술을 받으신 줄 알았습니다. 재수술 시 첫 수술에 사용된 모든 고정 핀은 제거하는 것이 원칙이나, 간혹 제거하지 않는 경우도 있습니다. 그래서 처음엔 그런 경우인 줄 알았는데, 수술은 단 한 번만 받으셨다는 이야기에 다시 놀랐습니다. 물론 고정 핀을 많이 쓰느냐 적게 쓰느냐는 문제가 되지 않습니다. 원장님들마다 스타일이 다르기 때문이죠. 그렇다고 하더라도 이건 너무 많습니다. 반드시 고정해야 하는 부위에 고정 원칙을 지켜서 적절한 숫자의 고정 핀만 사용하시면 됩니다.

그런데 문제는 고정핀이 아닙니다. 노란색 화살표가 가리키는 것은 모양이 독특합니다. 스크류 모양으로 돌아가는 형태인데, 이것이 무엇일까요? 바로 나사를 박기 위해 구멍을 뚫는 드릴의 끝부분입니다. 즉, 수술 기구가 잘려 뼈에 박혀 있었습니다. 저를 찾아오시는 환자분들 중에는 수술 기구의 일부가 얼굴 뼈에 박힌 채로 오는 분들이 많습니다. 너무 믿기지 않는 건, 그 환자분들 대부분이 수술 기구의 일부가 뼈에 박혀 있어도 아무런 문제가 없다는 의사의 설명을 들었거나, 얼굴 뼈에 수술 기구가 박힌 사실조차 모르고 있다는 점입니다. 수술 기구는 일반적으로 스테인리스 혹은 텅스텐으로 만들어지며, 이는 우리 몸에 절대 남겨두어서는 안 되는 물질들입니다. 수술 중에 수술 기구가 부러졌다면, 수술자는 이 사실을 반드시 알아야 하고, 어떻게 해서든 그 자리에서 제거해야 합니다.

10여 년이 더 지났습니다. 제가 봉직의 시절에, 대표 원장님 중 한 분이 코 수술을 하시던 중에 코뼈를 절골할 때 사용하는 Osteotome이라는 일종의 정이 있었습니다. 그 정의 일부가 부러져서 코뼈 깊숙이 박혀버렸습니다. 원장님이 저에게 어떻게 해야 하냐고 물으시길래, 당연히 제거해야 한다고 말씀드렸지만, 원장님은 그냥 수술을 마쳤습니다. 그 환자분은 언젠가는 코뼈 깊숙이 박힌 스테인리스 금속 파편으로 고생하시겠지요. 그 이후 이야기는 확인하지 못했습니다.

그런데 문제는 이것만이 아니었습니다. 파노라마 사진을 보시겠습니다.

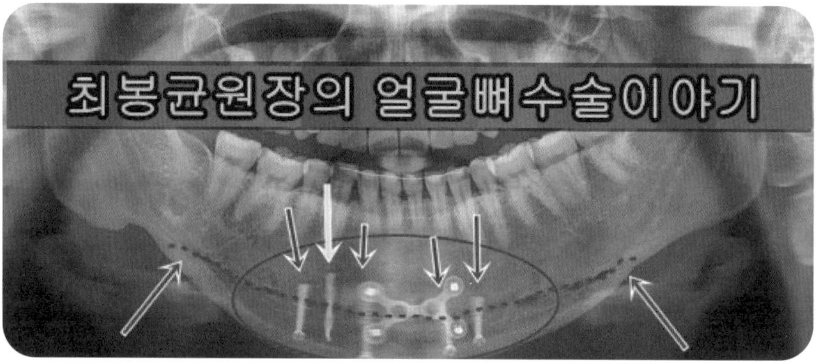


**턱끝수술 후 감각 이상과 통증이 발생한 환자분의 파노라마 사진 -**
턱끝수술의 절골선(빨간색 점선)이 너무 높게 그리고 뒤로 연장이 되면서 양쪽 하치조 신경선이 잘린 모습(빨간색 화살표가 절단 부위를 가리키고 있음), 여러 고정 핀들(파란색 화살표)과 수술 기구가 부러져 일부가 박혀 있는 모습(노란색 화살표)

위 파노라마 사진을 보시면, 빨간 점선이 턱끝수술의 절골선인데, 빨간색 화살표가 가리키는 부위에서 하치조신경이 절골선에 의해 잘렸습니다. 즉, 절골이 잘못되어 하치조신경이 절단된 것입니다. 그것도 양쪽 다 말입니다!

환자분은 양쪽 아래턱의 감각이 영구적으로 소실되었습니다. 게다가 수술 기구의 일부가 남아서 통증까지 야기한 최악의 상황이었습니다. 절단된 하치조 신경을 되살릴 수는 없습니다. 일단 통증의 원인인 이물질(수술 기구)과 고정 핀을 전부 제거하였습니다.

이물질과 고정 핀을 제거함으로써 통증은 사라졌지만, 양측 하치조 신경 절단으로 인한 아래턱의 감각 소실은 평생 고통받을 수 있는 부분입니다. 물론 어느 정도 회복될 수는 있겠지만, 환자분께서 평생 불편함을 겪으실 가능성이 큽니다.

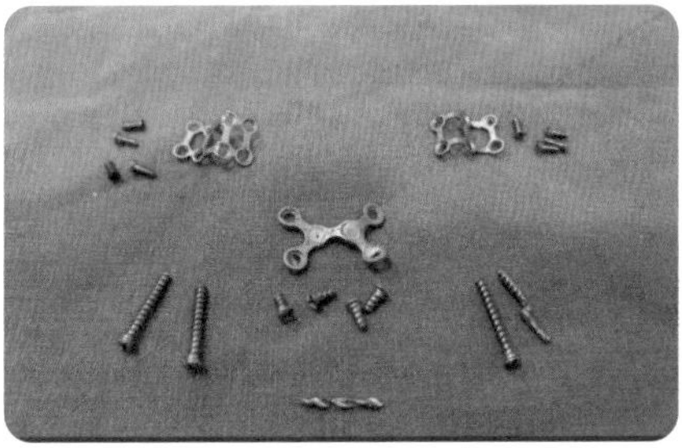

**제거된 고정핀과 수술 기구인 드릴 팁 -**
맨 위 줄의 광대수술 고정핀과 가운뎃줄의 수많은 턱끝수술 고정핀들, 그리고 맨 아래 줄 가운데에 수술 기구인 드릴의 일부인 팁 등이 완전히 제거되었습니다.

물론 수술 중에 수술 기구가 부러질 수 있습니다. 저의 경우도 가끔 발생합니다. 그러나 부러진 수술 기구는 반드시 제거해야 합니다. 이물질은 젊고 건강할 때는 문제를 일으키지 않지만, 몸이 안 좋거나 나이가 들어 면역력이 떨어질 때 문제가 됩니다. 그래서 이물질은 반드시 즉시 제거해야 합니다!

## 망치로 얼굴뼈를…
## 광대수술 후 뇌진탕

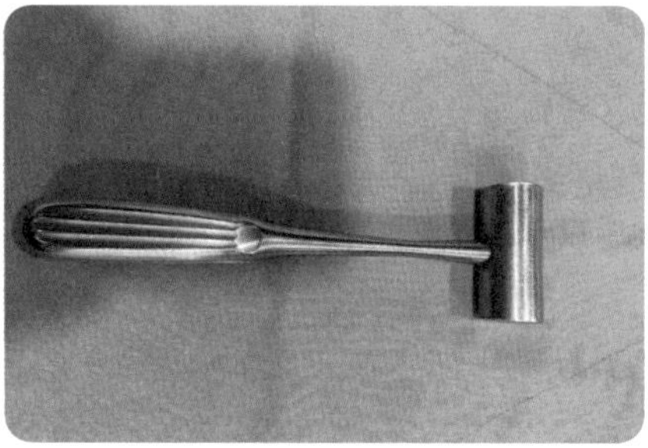

수술 시 사용하는 망치 -
수술 시 사용하는 의료용 망치이지만 얼굴뼈 수술 시에는 망치를 사용하면 안 됩니다. 수술 기술의 발달로 망치를 사용하지 않아도 모든 얼굴뼈 수술이 가능합니다.

얼굴뼈 수술 이야기 책에 왜 망치냐고요?

광대뼈 축소술만큼 수술 방법이 다양한 수술도 없습니다. 수술 방법은 다르지만, 기본적인 원칙은 광대의 앞쪽 몸통 부위와 뒤쪽 아치 부위를 절골하고 축소하는 것입니다.

그러나, 광대의 뒤쪽 아치 부위뿐 아니라 앞쪽 몸통 부위까지 정밀한 의료용 전동 톱을 이용한 절골 대신 망치를 사용해 골절시키는 방식으로 수술이 진행되었습니다. 망치질의 충격으로 인해 환자는 수술 후 상당 기간 동안 심한 두통과 메스꺼움, 구토를 겪었으며, 심지어 걸을 수조차 없었습니다. 이는 상상할 수도, 믿기지도 않는 이야기입니다.

사실 환자분은 광대 재수술을 위해 저를 찾으셨습니다. 그런데 CT를 찍어보니 절골선이 이상했습니다.

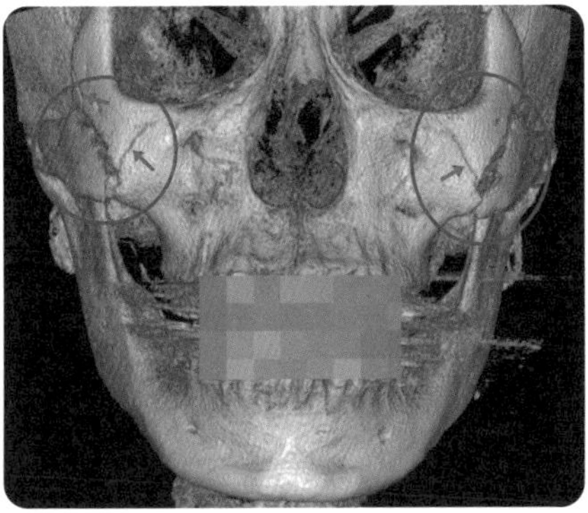

광대수술 후 뇌진탕으로 고생하신 환자분의 CT - 전동 톱 대신 정과 망치를 이용한 광대뼈 축소술 시행 후 발생한 뇌진탕으로 일주일간 일어나지 못하는 등 고통을 겪으셨던 환자분의 CT입니다. 파란색 동그라미 부분에 울퉁불퉁한 절골이 아닌 골절선이 보이고, 빨간색 화살표가 가리키듯이 골절선은 안와 쪽으로도 뻗어있어 하마터면 실명까지 발생할 수 있었던 위험한 상황이었습니다.

환자분에게 물어보니, 광대뼈 축소 수술 시 광대 몸통 부위의 피부에 조그만 구멍을 뚫고 그 구멍으로 정을 넣어 망치로 두드려서 광대 몸통 뼈를 절골했다고 합니다. 절골이 아니라 그야말로 골절입니다!

이렇게 뼈를 부러뜨릴 정도의 힘으로 망치질을 하면 머리에도 충격이 가해지는 것은 당연합니다. 얼굴뼈와 머리뼈는 아주 단단하고 밀접하게 연결되어 있어, 얼굴뼈에 가해진 충격은 그대로 머리뼈로 전달됩니다.

환자분께 여쭤보니 아니나 다를까, 수술 후 일주일 정도는 머리가 아프고 어지러워서 일어나지 못했고, 보름 정도는 어지러움과 두통 때문에 일상생활을 할 수 없었다고 합니다.

더군다나 위 CT에서 빨간색 화살표가 가리키는 실금을 보면, 절골선이 눈동자 쪽으로 향해 있습니다. 이 절골선이 조금만 더 길었더라면 눈동자 뼈에 골절이 생기고 혈종이 발생해 자칫 시력을 잃을 수도 있는 위험한 상황이었습니다. 또한, 얼굴뼈와 직접 연결된 머리뼈에 충격이 가해져 최악의 경우 뇌출혈이 발생할 수도 있습니다.

예뻐지려고 받는 미용 수술이 뇌진탕, 실명, 더 나아가 뇌출혈까지 발생할 수 있는 수술 방법이라면... 매우 신중해야 합니다.

안면윤곽수술 중에서도 수술 방법이 가장 다양한 수술이 바로 광대뼈 축소술입니다. 병원마다, 원장님마다 자기만의 방법이나 노하우가 있을 수 있습니다. 그러나 환자분의 안전을 해하지 않도록, 어떤 방법이 적절한지 깊게 고민하고, 검증된 방법으로 수술을 진행해야 합니다.

참고로 말씀드리면, 얼굴뼈 수술에서 망치를 사용하는 경우는 없습니다. 심지어 양악수술조차도 이제는 망치를 사용하지 않는 방법들이 개발되어, 모든 얼굴뼈 수술에서 망치를 사용하는 일은 없습니다.

## 양악수술후 15년간 나를 괴롭혔던 부비동염으로부터 탈출

광대수술이나 양악수술을 할 때 상악에 있는 부비동이 열릴 수밖에 없습니다. 그러면 당연히 부비동염이 발생할 수 있습니다. 부비동염은 언제든지 발생 가능한 부작용입니다. 그런데 문제는 환자분이 얼굴 부위에 통증이 있거나, 코에서 냄새가 나거나, 누런 콧물이 자주 나온다고 할 때 반드시 부비동을 체크해야 한다는 점입니다.

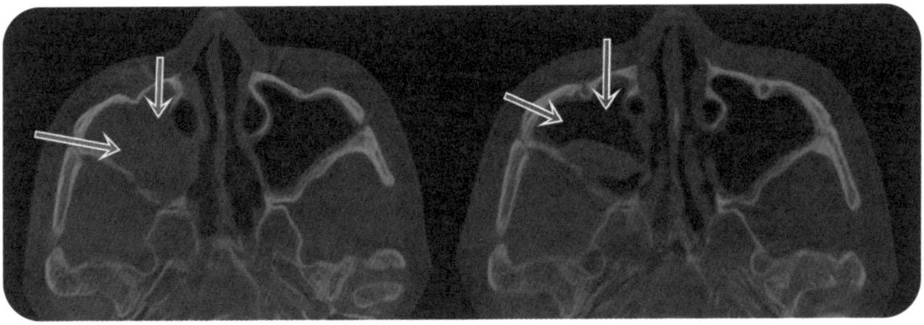

**양악수술후 15년간 부비동염으로 고생한 환자분의 부비동염 수술 전후 -**
고름과 고름이 굳은 고체가 부비동을 가득 채우고 있었고(빨간색 화살표), 고정 핀과 고름 찌꺼기를 제거한 후 2주 후 치료가 된 모습(파란색 화살표)

위 사진은 15년 동안 부비동염으로 고생하신 환자분의 수술 전 CT와 저에게 오셔서 고정핀을 제거하고 부비동 안에 있는 고름 및 고름이 굳은 새까만 찌꺼기 등을 모두 제거한 후 2주 후에 촬영한 CT 사진입니다. 거의 치료가 되었습니다.

환자분은 15년 전에 양악수술을 받으셨는데, 그동안 계속해서 코에서 냄새가 나고, 누런 콧물이 나오고, 너무 답답하며, 눈동자도 아프고, 얼굴이 아팠습니다. 병원에서 3D CT만 찍어보고 원인을 찾지 못해서 15년 동안 고생하셨습니다. 그러다가 제 블로그를 보고 저희 병원에 오셔서 고정핀을 제거하고 부비동염을 치료한 환자분입니다. 원래 부비동염은 부비동이 고름으로 차 있어야 하는데, 이 환자분의 경우 15년이 지나면서 고름이 굳어서 새까만 고체 덩어리가 되었습니다. 가끔 곰팡이 균이 뭉쳐 보이기도 했습니다. 부비동을 가득 채우고 있던 고체 덩어리를 제거하는 데 한참이 걸렸습니다. 새까만 고름 찌꺼기가 한 주먹 정도 나왔습니다. 나온 새까만 고체 중 일부를 사진으로 찍어봤습니다.

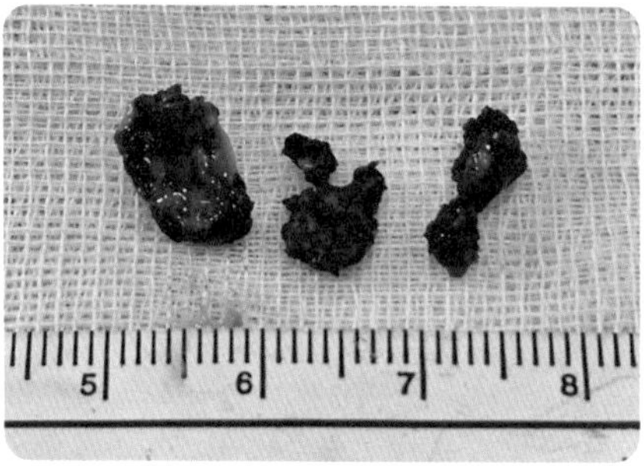

양악수술 후 부비동염 치료 -
15년간 환자를 괴롭힌 부비동 안에 고름이 굳은 찌꺼기의 일부

광대수술이나 양악수술 시 부비동염은 언제든지 생길 수 있습니다. 만약 부비동염이 발생하면 반드시 해줘야 하는 첫 번째 치료는 고정핀의 제거입니다. 이물질이 있는 한 부비동염은 완전히 치료되지 않습니다. 일시적으로 치료되었다가 다시 재발할 수 있습니다. 따라서 광대수술이나 양악수술 후 부비동염이 발생했을 때 제1 원칙은 고정핀 제거입니다. 고정핀을 제거하고 부비동 안

에 있는 염증이 심한 점막 조직을 제거한 후, 수주간의 투약을 하면 치료가 됩니다.

## 귀족 수술 후 썩은 보형물로 인한 통증

환자분께서 급하게 저를 찾아오셨습니다. 2년 전에 귀족 수술을 받으셨는데, 귀족 수술 부위의 통증이 심해 찾아오셨습니다. 물론 귀족 수술 후 감염과 염증이 발생할 수 있지만, 이분은 수술 후 1년이 지난 후부터 통증을 느끼셨습니다. 환자분께서 입안에 무언가 보인다고 하여 자세히 들여다보니, 귀족 보형물이 밖으로 나와 감염되고 염증이 생겨 새까맣게 썩어 있었습니다.

아래 사진은 귀족 보형물이 입안으로 튀어나온 실제 사진입니다.

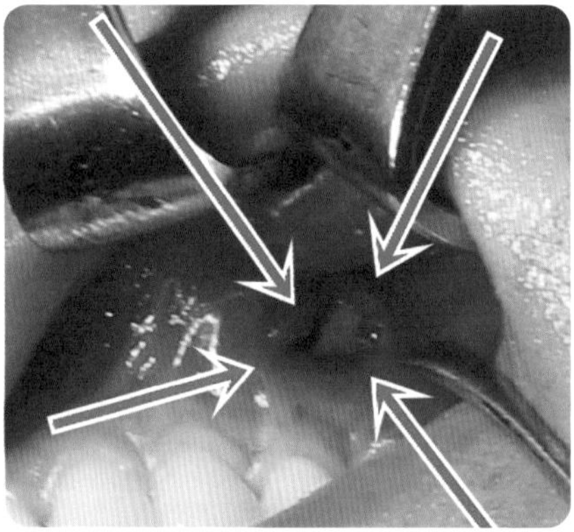

입안으로 튀어나온 귀족보형물

즉시 응급으로 귀족 보형물을 제거하고, 염증 조직도 제거한 후 봉합하여 환자분이 통증으로부터 해방되었습니다. 귀족 수술에서 항상 중요한 원칙은 보형물을 제자리에 넣고 움직이지 않게 고정하는 것입니다. 고정을 하지 않으면 이 환자분처럼 내려올 수 있습니다. 내려오는 것은 문제가 되지 않을 수 있지만, 환자분이 통증을 호소하면 자세히 살펴봐야 합니다. 이 환자분의 경우, 수술하신 의사 선생님이 환자분의 통증 호소를 제대로 보고 조치를 취했더라면, 이렇게 1년간 고생하지 않았을 것입니다.

아래 사진은 제거된 실리콘 귀족 보형물입니다.

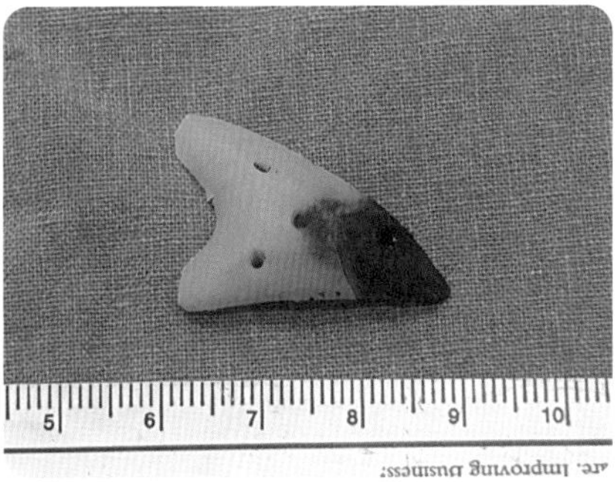


얼굴에서 제거한 일부가 썩은 실리콘 귀족수술 보형물 -
입안으로 나와 오랜 기간 노출되면서 썩어서 색깔이 변했습니다.

## 사각턱수술 후
## 뼛조각이 피부를 뚫고 나왔어요

환자분께서 저를 급하게 찾아오셨는데, 사각턱수술을 받은 후 통증이 심해지더니 피부가 써는다고 말씀하셨습니다. 살펴보니 피부가 염증으로 인해 뚫리기 직전이었습니다. 살짝만 건드려도 구멍이 뚫릴 것처럼 피부 한 겹만 남은 상태에서 저를 찾아오셨는데, 원인을 보고 놀라지 않을 수 없었습니다. 먼저 환자분의 사진을 보시겠습니다..

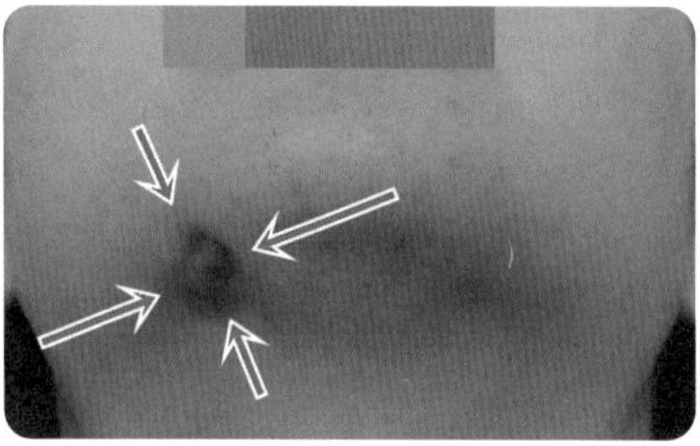

사각턱수술 후 염증에 의해 피부가 뚫리기 직전에 찾아오신 환자분 사진 -
빨간색 화살표가 가리키듯이 피부의 얇은 한 층만 남기고 염증으로 구멍이 뚫리기 직전임.

원인을 찾기 위해 일반 엑스레이와 CT를 촬영해보았습니다. 그 결과, 일반 엑스레이에서도 뭔가가 보였고 CT에서도 뚜렷한 뼛조각이 보였습니다. 알고 보니 사각턱수술을 할 때 남은 뼛조각이 염증을 일으키면서 피부가 뚫리기 직전이었던 것입니다. 아무리 우리 몸의 자가뼈라 할지라도, 피가 통하지 않는 뼈는 이물질입니다. 다행히 대부분의 작은 뼛조각들은 녹아서 흡수되지만, 일부에서는 이렇게 염증을 일으켜 주변 조직을 녹이기도 합니다. 그래서 환자분들이 통증을 호소하면 반드시 정밀한 검사로 통증의 원인을 찾아야 합니다.

이 환자분은 수술하신 병원에 갔을 때 3D CT를 찍었지만, 뼛조각을 찾지 못하고 계속해서 괜찮다고 하며 피부 소독만 했습니다. 결국 환자분께서 도저히 참을 수 없어 저를 찾아오신 경우입니다. 아래는 CT에서 발견된 뼛조각입니다.

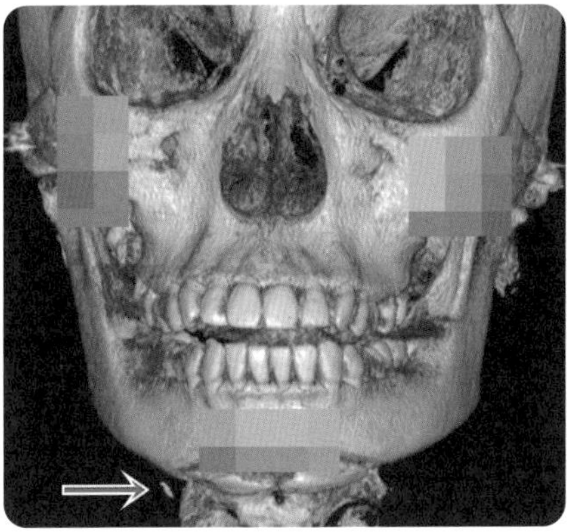

사각턱수술 후 남은 뼛조각 -
염증을 일으키고 피부를 뚫고 나오기 직전의 상태

## 고정핀이 피부를 뚫고 나왔어요

어느 날 오후, 환자분께서 다급하게 예약도 없이 저희 병원을 찾으셨습니다. 환자분께서는 피부에 뾰루지가 나시 모 대학병원의 피부과를 방문하셨습니다. 피부과 교수님께서 표피성 낭종이라며 바로 제거 수술을 하자고 하셨다고 합니다. 환자분께서 수술을 받으려던 찰나에, 현명하게도 이전에 받았던 광대수술이 생각나셨습니다. 그래서 광대수술 부위를 점검하기 위해 저희 병원에 급하게 오셨습니다.

엑스레이와 CT를 찍어보니 믿을 수 없는 광경이 나타났습니다. 뼈에 밀착되어 있어야 할 고정핀이 나사가 풀리면서 반대쪽으로 피부 쪽을 향하고 있었습니다. 환자분의 피부에 난 뾰루지는 표피성 낭종이 아니라 금속 고정핀에 의해 뚫리기 직전이었던 것입니다. 만약 이 환자분이 과거 수술을 떠올리지 않고 피부과에서 표피성 낭종 제거 수술을 받으셨다면, 수술하시는 교수님은 절개를 넣자마자 바로 아래에서 금속성 물질이 나와 깜짝 놀라셨을 것입니다.

다행히 환자분께서 현명하게 과거 수술을 떠올리시고, 저희 병원에서 고정핀 제거를 받으셔서 피부는 나았습니다.

여기에서 궁금한 사항은 고정핀의 방향이 바뀔 수가 없는데, 어떻게 고정핀이 이렇게 정반대 방향으로 바뀔 수 있는지와 이 피부 병변을 보고 어떻게 표피성 낭종이라고 진단을 내리셨는지, 저는 아직도 이해가 되지 않습니다. 뼈에 고정핀을 사용할 때 원칙이 있습니다. 뼈가 안정적인 상황에서 밀착되었을 때 고정핀을 사용해야 합니다. 뼈가 불안정한 상태에서 고정핀을 박으면 불안정한 골 절편이 움직이면서 고정핀도 변위가 일어나 이렇게 엉뚱한 방향으로 바뀔 수 있습니다. 그리고 고정핀은 절대 뼈에서 떠 있으면 안 됩니다. 그게 고정핀 사용의 원칙입니다. 최근에 이러한 고정핀 사용의 원칙이 지켜지지 않아 발생하는 부작용들을 보면 너무 안타깝습니다. 환자분은 무슨 죄인가요?

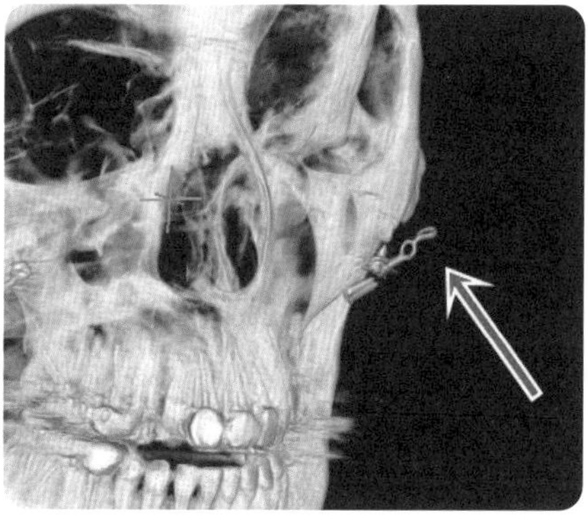

피부를 뚫기 직전의 고정핀 -
고정핀 사용 원칙을 지키지 않아 고정핀의 변위(파란색 화살표)가 일어나 피부 쪽을 향하면서 피부를 뚫기 직전의 상황

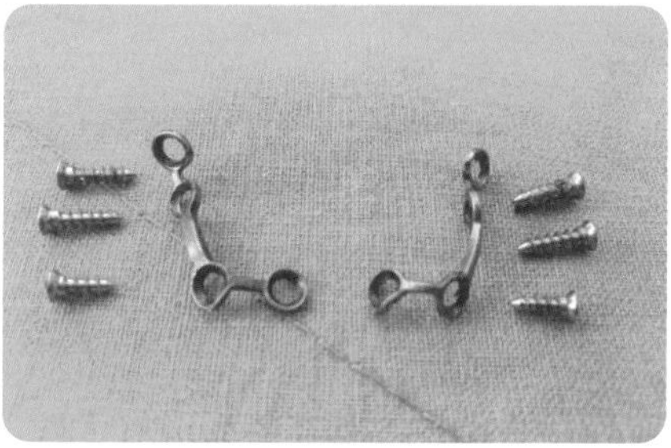

제거된 고정핀 -
피부를 뚫기 직전에 제거된 고정핀

## 본시멘트 안면재건 후 뼈가 녹았어요! 얼굴통증과 이물감까지…

우리 신체 구조 중 일부에 결손이 생기거나 변형이 와서 교정을 할 때, 우리는 "재건"이라는 표현을 씁니다. 재긴을 할 때 사용하는 물질에 따라 재건 수술에는 크게 두 가지 종류가 있습니다. 하나는 자가 조직 재건이 있고, 다른 하나는 인공물질 재건이 있습니다. 물론 자가 조직을 이용해서 재건하는 것이 가장 이상적이고 장기적으로 문제가 생기지 않습니다. 다만 자가 조직으로 재건이 불가능한 경우에는 부득이하게 인공물질을 사용할 수 있습니다.

인공물질에는 기존의 메드포어, 실리콘, 고어텍스를 비롯하여, 최근에는 본시멘트, 티타늄까지 여러 인공물질이 사용되고 있습니다. 특히 최근 들어 유행하고 있는 3D 프린팅 기술을 활용한 인공물질을 사용한 재건은 정밀하고 좋은 방법입니다.

그러나 부득이한 경우에 아주 제한적으로 사용해야 합니다. 왜냐하면 우리 면역 반응은 이물질이 들어오게 되면 이물질을 공격하게 됩니다. 심지어는 사람의 장기가 들어와도 거부반응을 일으킵니다. 그래서 이식 수술 후 평생 면역억제제를 복용하게 됩니다. 더군다나 사람 조직이 아닌 인공물질을 우리 몸에 넣는다는 것은 "언젠가 터질 수 있는 시한 폭탄을 몸에 안고 사는 것"과 같습니다.

특히 입안을 통해 수술을 할 경우, 입안은 외과학에서 분류하는 상처의 종류 중 깨끗한 상처(clean wound)가 아닙니다. 입안이라는 깨끗하지 않은 상처를 통해 인공물질을 넣는다면 장기적으로 여러 가지 문제가 발생할 수 있습니다. 그래서 극히 제한적으로만 사용해야 합니다.

법적으로도 이러한 인공물질을 이용한 보형물은 3등급 의료기기로 분류되며, 매우 까다롭게 인증 절차를 거쳐 사전에 인증을 받아야 하고 엄격하게 관리 및 추적을 받고 있습니다. 일부 국가에서는 아예 불법으로 사용을 금지하고 있습니다. 그만큼 우리 몸에 언제든 문제를 야기할 수 있기 때문에 법적으로도 엄격하게 관리하고 있는 것입니다.

아래 환자분은 중앙면부가 꺼져 있어 중앙면부에 본시멘트로 이물질을 넣으셨습니다. 그런데 이물감이 느껴지고, 본시멘트가 안와하신경을 둘러싸고 있어서 안와하신경을 자극합니다. 이로 인해 앞 얼굴에 통증과 감각 이상이 발생하며, 인공물질이 넓게 뼈를 덮으면서 뼈로의 혈행이 줄어들어 뼈흡수도 일어납니다. 즉, 뼈가 녹았습니다.

그렇기 때문에 이러한 인공물질을 이용한 재건은 매우 정밀하고 편리한 방법이긴 하지만, 부득이한 경우에 극히 제한적으로 사용되어야 합니다.

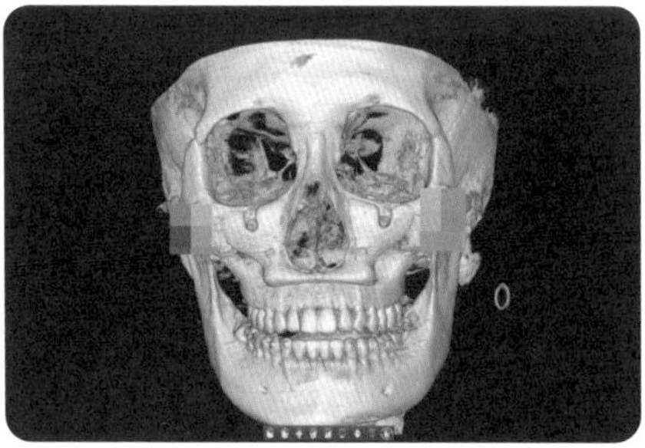

본시멘트에 의한 이물감 및 안면부 통증 -
안와하신경을 너무 가깝게 둘러싼 본시멘트에 의해 신경이 자극을 받아 얼굴에 통증이 발생하여 제거를 하게 됨

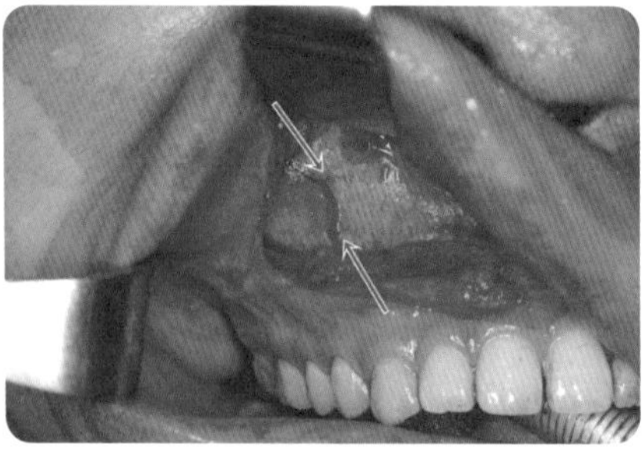

본시멘트에 의한 뼈 흡수 -
얼굴 전면부에 넓게 들어간 본시멘트에 의해 뼈가 흡수되어 발생한 뼈 계단(파란색 화살표)

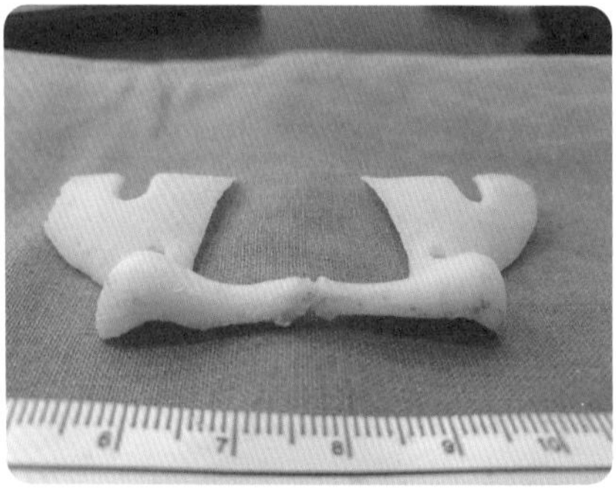

환자의 얼굴에서 제거된 본시멘트 보형물 -
안와하신경에 가까워 신경을 자극하여 얼굴에 통증을 유발하고, 넓은 보형물만큼 얼굴뼈가 흡수되어 패여 있으며, 조금 더 진행되었더라면 치아뿌리 손상으로 이어질 수 있었던 환자분 얼굴에서 제거한 보형물

## 부비동염의 잘못된 치료로 얼굴뼈가 썩었어요

광대수술이나 양악수술 같은 상악동(부비동)을 관통하는 수술 이후에는 부비동염 발생 가능성이 항상 존재합니다. 부비동염이 생겼다고 해서 그 병원이나 의사가 잘못된 것은 아닙니다. 또한 광대수술이나 양악수술 없이도 부비동염(축농증)이 발생할 수 있습니다. 다만, 수술 후 부비동염이 발생했다면, 부비동염의 원인과 관계없이 절대적인 치료 원칙 1번은 고정핀의 제거입니다.

이 환자분은 광대수술 후 부비동염 진단을 받았지만, 수술한 병원에서 고정핀은 제거하지 않고 부비동 세척만 두 차례 받았다고 합니다. 도대체 부비동 세척이 무엇인지는 저도 잘 모르겠습니다. 부비동 세척을 두 번이나 받았는데도 차도가 없어서 저를 찾아오셨습니다. 검사 결과, 위턱뼈가 부비동 염증으로 인해 녹았습니다. 상악의 일부가 녹아 없어지고, 남아 있는 일부 뼈는 썩어 있었습니다.

즉각적으로 썩은 뼈와 고정핀을 제거하고 부비동염 치료를 하여 완치되었습니다. 원인에 상관없이 부비동염이 생겼을 때 첫 번째 치료는 고정핀 및 이물질의 제거입니다. 그리고 부비동 염증을 함께 치료해 주면 좋습니다. 매우 안타까운 경우였습니다.

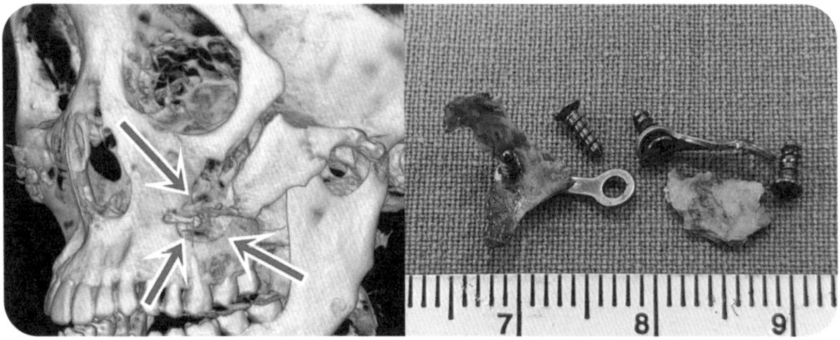


**광대수술 후 부비동염으로 썩은 뼈 -**

광대수술 후 부비동염이 발생하였으나 잘못된 치료만 받다가 악화되어 뼈가 녹고(빨간색 화살표), 썩어서 고정핀 및 썩은 뼈(오른쪽 사진)를 응급으로 제거하는 수술과 부비동염 치료를 시행

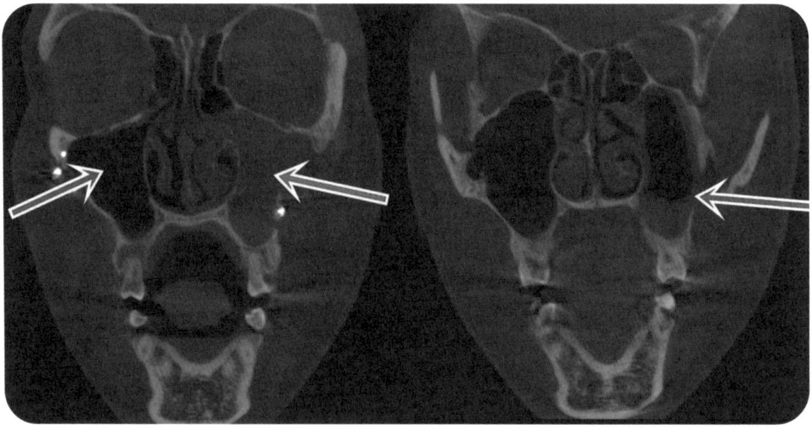

**광대수술 후 부비동염 치료 전후 -**

광대수술후 부비동염(빨간색화살표) 진단받고 반복된 잘못된 치료로 악화되어 응급 이물질제거 및 부비동염 치료 전(왼쪽 사진)과 후(오른쪽사진)

최근 들어 안타까운 현상은 얼굴뼈 수술은 성형외과에서, 부비동염 치료는 이비인후과에서 각각 담당하다 보니 원활하고 즉각적인 치료가 시행되지 못한다는 점입니다. 이비인후과에서는 얼굴뼈 수술이나 고정핀의 문제점 및 제거 수술에 대해 모르고, 성형외과에서는 부비동염 치료에 대한 지식이 전무합니다. 그러다 보니 일부 환자분들은 이비인후과를 방문하여 고정핀을 제거하지 않은 채 부비동염에 대한 약물 혹은 수술적 치료를 받게 됩니다. 그러면 일시적으로 치료가 되는 듯 하지만 재발이 계속됩니다. 또한, 일부 환자분들은 성형외과에 가셔서 위 환자분처럼 잘못된 치료만 받고 부비동염이 악화되기도 합니다.

이렇게 얼굴뼈 수술 후 부비동염으로 고생하시는 환자분들이 많아지면서, 저희 병원을 찾으시는 환자분들이 늘고 있습니다. 그래서 얼굴뼈 수술 후 부비동염 발생 시 치료를 위한 특수 수술기구를 자체 제작하고, 치료 프로토콜까지 만들어서 치료해드리고 있습니다.

마지막으로 다시 강조합니다. 얼굴뼈 수술 후 발생한 부비동염은 원인에 상관없이 제일 먼저 고정핀부터 제거해야 합니다. 고정핀 제거와 함께 부비동의 심한 염증 조직을 제거할 수도 있고, 약물 치료를 병행함으로써 부비동염을 치료할 수 있습니다.

# 미용수술도 정확한 진단이 제일 중요합니다

02.

# 미용수술도 정확한 진단이 제일 중요합니다

02.

최근에는 수술 기술의 발달로 수술 자체의 부작용 발생은 많이 줄었습니다. 반면에 수술은 잘 됐는데도 효과가 없거나 오히려 더 안 좋아지는 경우가 많아졌습니다. 이는 애초에 진단이 잘못되었기 때문입니다. 제가 항상 강조하지만, 암 수술만 진단이 중요한 것이 아니라 미용 수술도 정확한 진단이 제일 중요합니다.

외형을 보고 진단하고 결과를 판단하는 성형외과의 특성상 오진이 발생하기 어려운데, 유독 오진이 많이 발생하는 분야가 바로 얼굴 뼈 수술 분야입니다. 다른 눈, 코, 가슴 성형 분야보다 오진율이 월등히 높습니다. 저희 병원의 경우, 최근 들어 수술의 절반 이상이 오진으로 인해 결과가 불만족스럽거나 역효과가 나서 재수술을 원하시는 경우입니다. 수술 자체의 기술적 문제로 인해 부작용이 발생하여 재수술을 받으시는 분들은 오히려 줄어들고 있는 추세입니다.

이렇게 얼굴 뼈 수술 분야에서 오진이 많은 이유는 수술 난이도의 범위가 너무 넓기 때문입니다. 너무 간단해서 누구나 할 수 있는 보형물 수술부터 중간 정도의 난이도인 사각턱수술, 광대축소술, 턱끝수술 같은 안면윤곽수술, 그리고 고난이도인 양악수술 혹은 돌출입수술, 더 나아가 양악수술과 돌출입수술을 같이하는 복합 악교정 수술까지, 얼굴 뼈 수술의 난이도 범위가 너무 넓습니다. 이 모든 얼굴 뼈 수술을 할 줄 아는 성형외과 전문의는 극소수이므로, 정확한 진단이 이루어지지 않고 있습니다. 진단이 정확하지 않으면 수술 방법 또한 달라지며, 수술 결과가 달라짐은 두말할 필요가 없습니다.

왜냐하면 정확한 진단을 위해서는 수술자가 모든 수술을 할 줄 알아야 하기 때문입니다. 보형물 수술만 하고 얼굴뼈 수술을 하지 않는 의사는 뼈 수술은 위험하다고 하여 보형물 수술만을 권합니다. 또 안면윤곽수술까지만 하고 양악수술을 하지 않는 의사는 양악수술은 위험하니 무조건 안면윤곽수술만 추천합니다. 돌출입수술만 하는 병원에 가면 입이 1mm만 나와도 무조건 돌출입수술을 권합니다.

하지만 환자분은 본인의 상태에 대해 잘 모르고, 당연히 진단도 모른 채 의사를 찾습니다. 의사를 믿고 수술을 받지만, 의사조차 정확한 진단을 하지 못하고 오진으로 잘못된 수술을 합니다. 당연히 환자분은 결과에 대해 불만족하고, 심지어는 역효과로 고생하시는 환자분들이 갈수록 늘고 있습니다.

가장 흔히 발생하는 오진, 그리고 오진으로 인한 잘못된 수술, 불만족스러운 결과와 더불어 나중에 저에게 제대로 된 진단을 받고 재수술한 결과에 대해서 설명드리겠습니다.

## 안면윤곽수술 후 얼굴이 더 길어졌어요 (프로필 오진)

오진이 많은 얼굴 뼈 수술 분야 중에서도 오진율이 가장 높은 분야는 바로 안면윤곽수술과 양악수술입니다. 동양인의 경우, 얼굴의 프로필, 즉 옆면에서 바라봤을 때 이마에서부터 콧망울, 입, 그리고 턱끝까지 이어지는 프로필 라인이 밋밋하거나 접시처럼 패여 있는 경우가 많습니다. 이렇게 밋밋하거나 패여 있는 프로필 라인을 볼록하게 교정해서 입체감 있는 얼굴, 작은 얼굴, 귀여운 얼굴로 만들어 주는 수술은 양악수술입니다. 반면에 안면윤곽수술은 얼굴을 정면에서 바라봤을 때 얼굴의 테두리만 변형시킵니다. 즉 절대적인 얼굴의 수평적인 길이, 폭이 넓거나 얼굴의 윤곽 라인이 울퉁불퉁한 경우에만 안면윤곽수술을 하게 됩니다.

프로필이 밋밋하거나 패여 있는 경우, 즉 얼굴이 눌려서 평면적이고 너부데데한 경우, 잘못된 진단으로 안면윤곽수술을 받는 사례가 점점 늘고 있습니다. 환자는 프로필에 대한 의학적인 지식이 없기 때문에 얼굴이 크다고 생각하고 성형외과를 찾습니다. 그러나 성형외과 의사들조차도 프로필에 대한 개념이나 해결 방법인 양악수술에 대한 지식이 부족한 경우가 많아, 큰 얼굴 교정을 위해 안면윤곽수술을 시행하게 됩니다.

문제는 이러한 얼굴형에 안면윤곽수술로 사각턱축소술과 광대축소술을 시행하면 얼굴이 더 길어지고 깔때기처럼 기다란 얼굴이 되는 역효과가 발생할 수 있다는 점입니다. 효과가 없거나 얼굴이 더 길어지는 등의 결과로 인해 환자들은 좌절하게 되고, 결국 검색을 통해 잘못된 수술을 받았음을 인지한 후 양악수술을 받게 됩니다. 이는 최근 성형외과 얼굴뼈 수술 분야에서 가장 흔한 오진 사례 중 하나입니다.

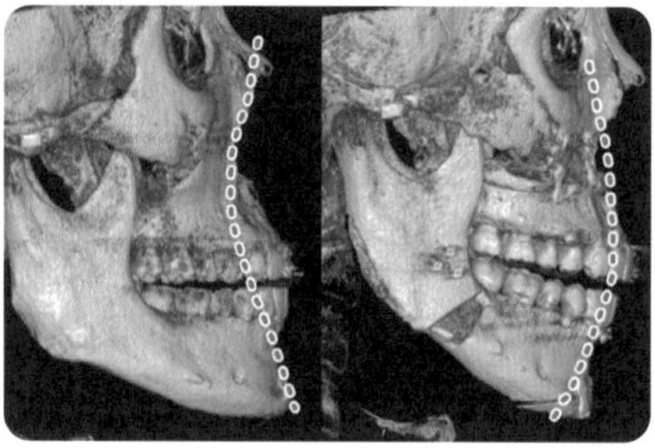

잘못된 진단으로 안면윤곽수술 후 양악수술 시행 -
평면적이고 너부데데한 얼굴형을 큰 얼굴로 잘못 진단하고 사각턱수술과 턱끝수술 후 얼굴이 더 길어져 다시 양악수술을 통해 밋밋하고 패여 있던 프로필을 볼록하게(빨간색 점선) 교정하여 얼굴이 작아지고 입체감이 생긴 환자분의 수술 전후 CT

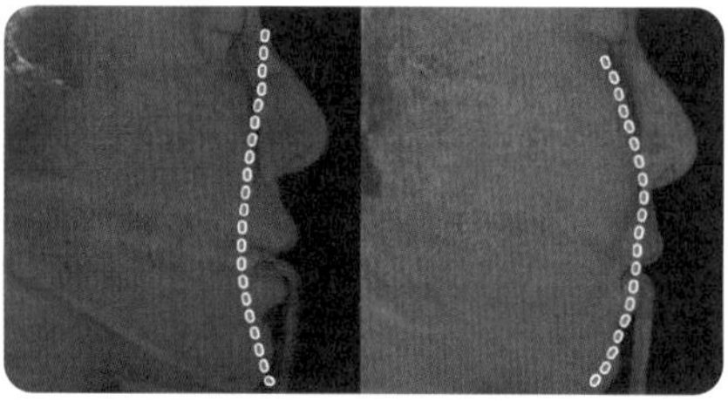

잘못된 진단으로 안면윤곽수술 후 양악수술 시행 -
평면적이고 너부데데한 얼굴형을 큰 얼굴로 잘못 진단하고 잘못된 수술(사각턱수술과 광대수술)을 해서 얼굴이 더욱 길어졌습니다. 이후 양악수술을 통해 밋밋하고 패여 있던 접시형 프로필을 볼록하게(빨간색 점선) 교정하여 얼굴이 작아지고 입체감이 생겨 만족한 환자분의 프로필 전후 사진

## 돌출입수술 후 합죽이가 되고 노안이 되었어요 (돌출입 오진)

얼굴 뼈 수술 분야에서 오진이 많은 다른 한 분야는 바로 돌출입입니다. 돌출입은 입이 나와 있는 상태, 즉 상하악의 치아와 치아를 받쳐주는 치조골이 동시에 나와 있는 경우에 진단을 내립니다. 문제는 전체적인 얼굴의 프로필을 고려하지 않은 채 입이 나오면 무조건 돌출입수술인 ASO(Anterior Segmental Osteotomy)라는 수술을 마구잡이로 시행하고 있다는 점입니다.

그런데 ASO라는 돌출입수술은 입만 뒤로 집어넣는 것이 아니라, 콧망울 옆 부분부터 시작하는 팔자주름 부위의 위턱뼈까지 동시에 집어넣는 수술입니다. 이로 인해, 수술 전 프로필이 밋밋하거나 팔자주름이 있는 환자의 경우 돌출입수술을 받으면 팔자주름이 더욱 깊어져서 합죽이가 되고 프로필이 접시처럼 패여 얼굴이 길어지며 노안이 되어버립니다.

돌출입수술 후 노안 혹은 합죽이가 되어서 재수술을 받기 위해 내원하시는 환자분들이 너무 많습니다. 돌출입이 있을 때는 단순히 돌출입만 보지 말고 전체적인 얼굴의 프로필, 즉 얼굴의 입체감 유무를 따져서 수술을 결정해야 합니다. 프로필이 밋밋한 경우에는 돌출입수술보다는 양악수술을 고려해야 합니다. 단순히 입이 나왔다고 해서 무조건 돌출입수술을 받는 것은 옳지 않습니다. 우리가 돌출입수술을 하는 이유는 예뻐지기 위함인데, 수술 후 더 안 예뻐진다면 받아서는 안 되는 수술이겠지요.

프로필이 좋지 않은 상태에서 입이 나왔다면 양악수술을 받아야 한다고 앞서 말씀드렸습니다. 그렇다면 무조건 양악수술을 받아야만 할까요? 꼭 그렇지는 않습니다. 돌출입이 경미할 경우, 위에 언급한 노안이 되는 부작용을 예방하기 위해 양악수술 대신 제가 회전돌출입수술(Rotational Anterior Segmental Osteotomy, RASO)이라는 수술법을 개발하여 SCI급 국제학술지에 발표하였습니다. 그만큼 돌출입수술 후 부작용으로 고생하시는 분들이 많습니다. 이 수술법에 대한 자세한 내용은 "돌출입수술이야기" 코너에서 설명드립니다.

그럼 잘못된 진단으로 잘못된 돌출입수술을 받고 팔자 주름이 더 깊어지고 노안이 되었다면 이는 어떻게 교정을 해야 할까요? 방법은 오로지 양악수술입니다. 양악수술을 통해서 프로필을 교정해줘야 합니다.

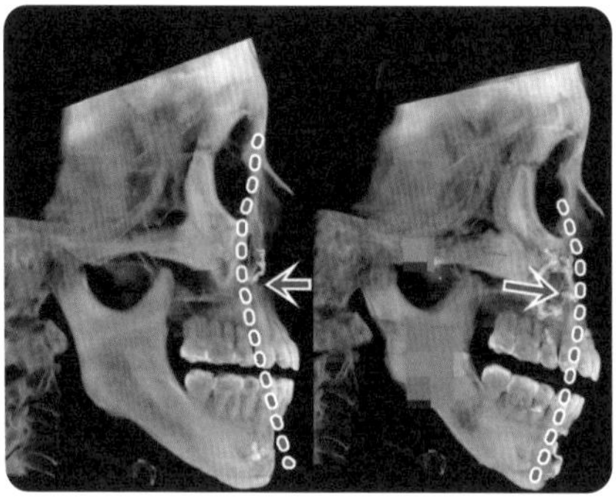

잘못된 진단으로 돌출입수술(ASO) 후 양악수술 예 -
얼굴의 전체적인 프로필을 고려하지 않고 단순히 입이 나왔다는 잘못된 진단으로 ASO라는 돌출입수술을 받은 후, 팔자주름이 더욱 깊어지고 합죽이가 되며 얼굴이 길어지는 등의 노안이 된 경우, 이를 교정하기 위해 양악수술을 받은 후 입체감 있게 변한 프로필(빨간색 점선)

## 돌출입수술에 의한 합죽이 교정을 위해 보형물 삽입 후 효과가 없어요 (프로필 오진)

앞서 돌출입수술 시에 얼굴의 전체적인 프로필을 고려하지 않고 무조건 입을 넣어주는 돌출입수술을 할 경우 팔자주름이 깊어지고 합죽이가 되고 얼굴이 길어지는 등 노안이 발생할 수 있다고 설명을 드렸습니다. 따라서 돌출입수술을 할 때는 나온 입만 볼게 아니라 얼굴의 전체적인 프로필 및 비대칭정도를 고려하여 돌출입수술을 하지 양악수술을 할지 아니면 회전돌출입수술을 할지를 결정을 하여야 합니다.

그런데 너무 안타까운 환자분의 이야기입니다.

잘못된 진단으로 돌출입수술을 한 후 팔자주름이 깊어지고 합죽이가 되었습니다. 이렇게 접시처럼 패인 프로필 교정을 위해 근본적인 수술인 양악수술을 받아야 하는데 또다시 잘못된 진단으로 잘못된 수술을 다시 받게 됩니다.

근본적인 양악수술대신 인중 부위에 인공물질인 본시멘트를 이용한 보형물을 삽입하는 수술을 받습니다.

얼굴의 전체적인 프로필을 교정하는데 인중 부위에 보형물로 교정이 될 리 만무합니다. 그뿐만 아니라 보형물이 치아뿌리를 덮음으로써 뼈 흡수가 일어나고 치아뿌리가 노출되어 치아의 불편감 통증을 느껴 결국 저를 찾아오십니다.

보형물을 제거하고 양악수술을 받아서 프로필이 입체감있게 변하는 결과를 얻었습니다.

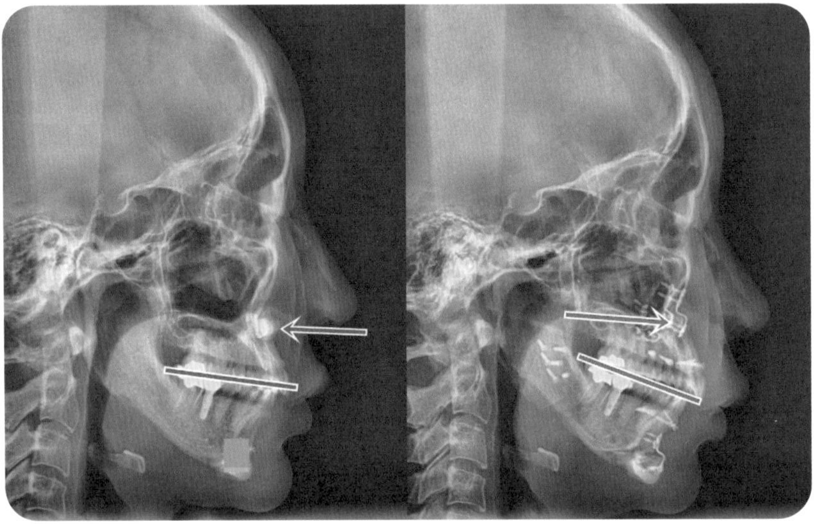

돌출입수술 부작용 합죽이 노안의 잘못된 교정(보형물) 후 양악수술 -
돌출입수술에 의한 합죽이 교정을 위해 보형물 삽입(파란색화살표) 후 불만족 및 치아불편감으로 보형물 제거 후 양악수술을 받아 프로필이 입체감있게 변한 모습(빨간색화살표)

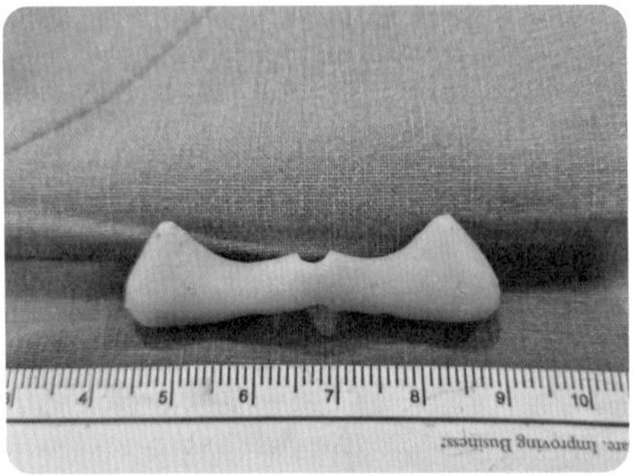


제거된 인중보형물(본시멘트) -
돌출입수술 부작용인 합죽이 교정을 위해 잘못된 진단과 수술로 삽입 후 제거된 보형물

## 안면윤곽수술 후 얼굴이 비대칭이 악화되었어요 (안면비대칭 오진)

안면윤곽수술을 시행할 때 단순히 "얼굴이 크다 혹은 넓다"만 고려해서는 안 됩니다. 여러 가지 사항을 함께 고려해야 합니다. 그중에는 앞서 말한 프로필, 즉 얼굴이 절대적으로 넓고 큰 얼굴인지, 아니면 프로필이 밋밋하고 접시처럼 패여서 너부데데하고 평면적인 얼굴인지를 고려해야 합니다. 두 번째로 안면비대칭의 여부를 고려해야 합니다.

최근 들어 안면윤곽수술 후에 불만족스럽거나 역효과로 재수술을 위해 저희 병원을 찾는 환자들 중에는 안면비대칭의 오진으로 인한 경우가 많습니다.

안면비대칭은 정의하는 기준에 따라 여러 가지가 있지만, 크게 두 가지로 나눌 수 있습니다. 첫째는 얼굴의 중심축이 반듯한 비대칭이고, 둘째는 중심축이 휘어 있는 비대칭입니다.

얼굴의 이마 가운데 포인트에서 턱끝의 가운데 포인트까지 이어지는 얼굴의 수직 중심축이 반듯하면서 좌우 양측의 수평적인 길이가 다른 안면비대칭은 안면윤곽수술(사각턱수술, 광대수술)을 통해 간단하게 교정할 수 있습니다. 그러나 얼굴의 중심축이 한쪽으로 휘어 있는 안면비대칭은 안면윤곽수술로 교정할 수 없고, 양악수술을 통해 중심축을 반듯하게 바로잡아야 합니다.

나중에 "안면비대칭 이야기"에서 자세히 말씀드리겠지만, 얼굴의 중심축이 휘어 있는 비대칭은 미용적인 문제뿐 아니라 기능적인 부분, 즉 턱관절과도 연관이 있기 때문에 반드시 얼굴의 중심축을 반듯하게 해주는 양악수술을 시행해야 합니다. 미용적인 문제는 말할 것도 없습니다. 얼굴의 중심축이 휘어 있는 안면비대칭을 진단조차 하지 못한 상태에서 안면윤곽수술을 시행할 경우, 수술 전에는 보이지 않던 비대칭이 안면윤곽수술 후에 더욱 도드라져 보이는 경우가 많습니다.

얼굴의 중심축이 휘어 있는 안면비대칭의 경우, 턱끝이 한쪽으로 돌아가 있는데 안면윤곽수술 전에는 넓은 얼굴에 가려져 보이지 않던 턱끝이 수술로 얼굴이 좁아지면 더욱 도드라져 보이게 됩니다. 그래서 "안면윤곽수술을 받고 나서 얼굴 비대칭이 생겼어요"라고 호소하는 환자분들이 많은데, 이는 안면윤곽수술 후에 비대칭이 생긴 것이 아니라 원래 있던 안면비대칭이 수술로 인해 더욱 도드라지게 보이는 경우입니다.

특히 중심축이 휘어 있는 안면비대칭, 즉 턱끝이 한쪽으로 치우쳐 있는 비대칭에서 턱끝전진술을 시행할 경우, 한쪽으로 치우쳐진 턱끝이 더욱 도드라지면서 잘 보이게 됩니다.

따라서 안면윤곽수술을 시행할 때는 단순히 "사각턱과 광대가 넓다"라는 사항뿐만 아니라 비대칭이 있는지, 즉 얼굴의 중심축이 휘어 있는지, 혹은 프로필이 밋밋하거나 패여 있지 않은지 등 여러 가지 사항을 고려하고 정확하게 진단한 후 수술을 시행해야 합니다. 또한, 다른 기능적인 문제는 없는지, 예를 들어 코골이, 부정교합, 혹은 턱관절 질환이 있는지 등 여러 요소들을 고려하고 진단하여 안면윤곽수술을 시행해야 합니다. 얼굴이 크다고 해서 무조건 사각턱수술, 광대수술, 혹은 턱끝수술을 시행해서는 안 됩니다.

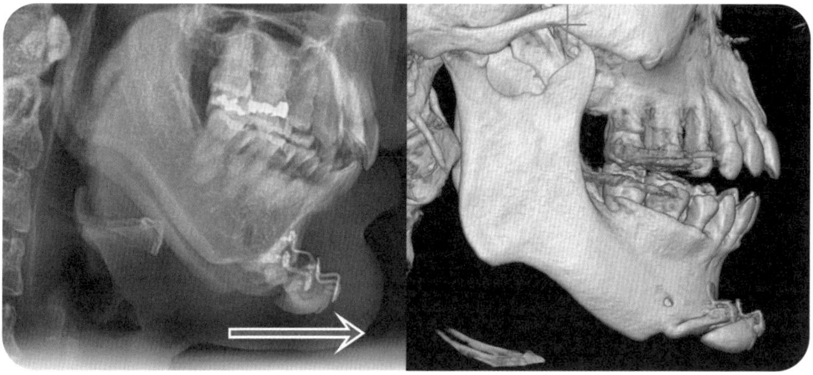

**무턱으로 턱끝전진술 후 안면비대칭이 심해짐 -**
얼굴의 중심축이 휘는 안면비대칭이 진단되지 않은 상태에서 무턱으로 턱끝전진술을 받고 난 후(위 사진) 가려졌던 안면비대칭이 도드라진 경우(아래 사진) 엑스레이와 CT

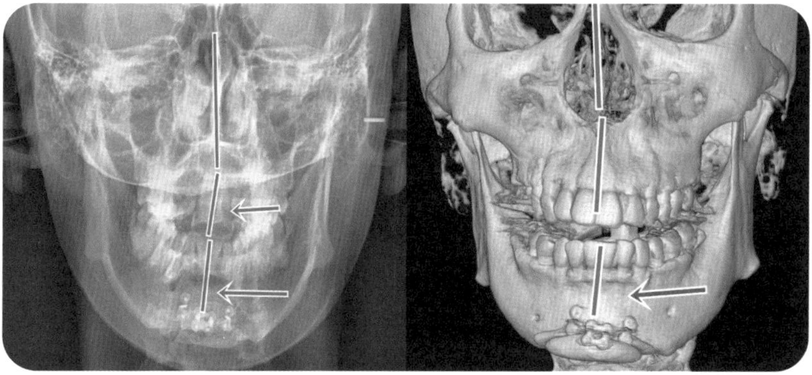

## 양악수술을 받았는데 코를 골고 숨쉬기가 힘들어요 (양악수술 시 기도 오진)

안면윤곽수술이나 양악수술과 같은 악교정수술은 모두 기도(Airway)를 둘러싸고 있어서 기도에 영향을 줄 수 있지만, 양악수술과 같은 악교정수술은 특히 직접적으로 기도에 영향을 주기 때문에 수술 후 기도가 넓어질 수도 있고 좁아질 수도 있습니다. 따라서 양악수술을 시행할 때에는 여러 가지 사항을 고려해야 하는데, 그 중에서도 특히 기도를 고려해야 합니다. 현실적으로는 양악수술 시 가장 흔히 간과되는 부분이 바로 기도 문제입니다.

얼굴의 길이를 줄이기 위해 과도하게 상악의 길이를 줄이거나, 입이 나왔다고 해서 과도하게 상악과 하악을 뒤로 밀어 넣으면 기도가 좁아져서 결과적으로 코골이나 심한 경우 수면무호흡이 발생할 수 있습니다. 양악수술 후에 코를 골거나 수면 무호흡증이 생겨서 양악 재수술을 받아야 하는 경우가 있는데, 저희 병원에서 양악 재수술의 두 번째 흔한 원인이 바로 기도가 좁아진 경우입니다.

제가 Journal of Cranio-Maxillo-Facial Surgery라는 국제 학술지(SCI 저널)에 양악 재수술 관련 논문을 발표했는데, 이 논문은 저희 병원에서 제가 시행한 양악 재수술의 원인, 재수술 방법 및 결과에 관한 내용을 담고 있습니다. 이 논문에서 양악 재수술의 원인 중 두 번째로 흔한 부작용이 바로 기도가 좁아져서 발생하는 코골이 혹은 수면무호흡입니다. 따라서 양악수술을 계획할 때는 반드시 기도가 좁아지지 않도록 기도를 고려해서 계획을 세워야 합니다.

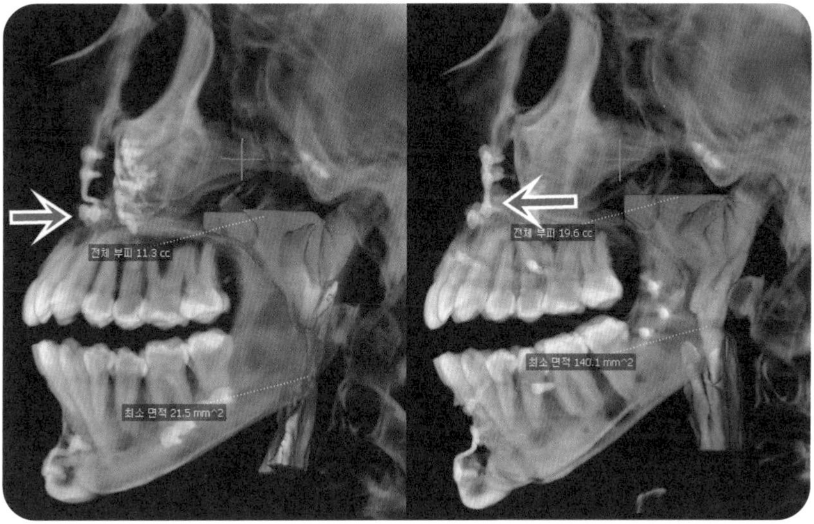


**양악수술 후 수면무호흡으로 양악재수술 예 -**

양악수술 시 상하악 후퇴를 한 후 발생한 수면무호흡을 치료하기 위해 시행한 양악재수술(상하악 전진, 파란색 화살표)과 이설근전진을 동반한 턱끝전진술 전후 CT 및 기도의 변화. 기도의 전체 부피가 11.3cc에서 19.6cc로 증가하였고, 최소면적도 21.5에서 140.1로 증가되었음을 볼 수 있음.

## 양악수술을 받았는데 입이 너무 나왔어요 (돌출입양악 오진)

양악수술을 수행할 때 기도를 넓히기 위해 상악과 하악을 앞으로 전진시키는 경우가 있습니다. 그러나 이러한 양악수술을 시행하기 전에 돌출입을 진단하지 못하거나, 진단하더라도 수술자의 기술적 한계로 인해 돌출입 해결 방법을 고려하지 않고 무조건 기도를 넓히기 위한 상하악 전진 양악수술을 시행하는 경우가 많습니다. 결과적으로 기존에 나와 있던 입이 더 나오는 문제가 발생하게 됩니다. 즉, 돌출입이 악화되는 것입니다.

또한, 미용적으로 밋밋했던 얼굴의 프로필이나 접시처럼 패여 있는 프로필을 교정하기 위해 상하악 회전과 전진을 하게 되는데, 이때 기존에 돌출입을 진단하지 못한 상태에서 상하악 전진을 하면 역시 돌출입이 악화됩니다.

이와 같이 기존에 돌출입이 있는 상태에서 기도를 넓히기 위해서나 미용적인 프로필 교정을 위해 상하악 전진을 위한 양악수술을 할 때는 돌출입의 악화를 예방하기 위해 양악수술과 돌출입수술을 동시에 시행해야 합니다.

즉, 상하악을 전진해야 하는데 돌출입이 악화될 가능성이 있다면 양악수술로 상하악을 전진시키고, 입이 나온 만큼 돌출입수술을 통해 입을 뒤로 집어넣어야 합니다. 이 과정에서 제1소구치를 발치하고 그 공간만큼 입이 들어가게 됩니다. 그러나 현실적으로 양악수술과 돌출입수술을 동시에 시행하는 것은 매우 복잡하고 큰 수술이며, 그만큼 위험성도 따릅니다.

그래서 대부분의 병원에서는 양악수술과 돌출입수술을 동시에 진행하기를 꺼려해 양악수술만 시행하는 경우가 많습니다. 이로 인해 돌출입이 악화되어 저를 찾아오는 환자들이 많습니다. 미용적인 돌출입과 기능적인 기도 문제(코골이나 수면 무호흡증)를 동시에 해결하려면 양악수술과 돌출입수술을 동시에 시행해야 합니다.

양악수술과 돌출입수술을 같이 하게 되는 경우, 위턱은 보통 3~4조각, 아래턱은 4~5조각으로 나누어 교정합니다. 이를 흔히 '삼악수술' 혹은 '사악수술'이라고 부르는데, 이는 전형적인 마케팅 용어일 뿐 실제 수술명은 아닙니다. 심지어 의사들조차도 '삼악수술', '사악수술'이라는 표현을 쓰는데, 이는 정말 코미디입니다. 삼악수술, 사악수술이면 우리 턱이 3개? 4개일까요? 양악수술은 위턱과 아래턱, 두 개의 턱을 수술하기 때문에 '양악수술' 혹은 'Two Jaw Surgery'라고 하는 것입니다.

정상적인 수술명은 위턱의 경우 Le Fort I Osteotomy + Wassmund Procedure, 아래턱의 경우 BSSO(SSRO) + Kole Procedure인데 이 분야는 저의 전문분야입니다.

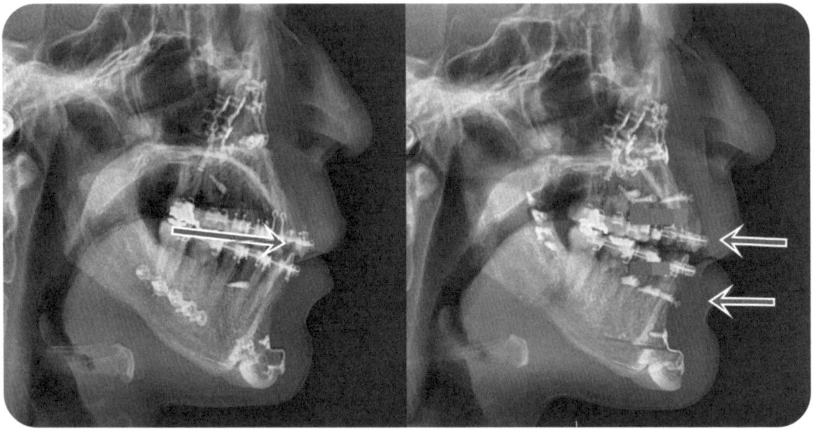

**양악수술 후 악화된 돌출입 해결을 위해 양악재수술+돌출입수술 예 -**

양악수술(상하악 전진)로 돌출입이 악화되어 양악재수술(기도 확장을 위해 추가적인 상하악 전진)과 돌출입을 집어넣기 위해 돌출입수술을 동시에 시행하여 기도는 넓어지면서 동시에 돌출되었던 입이 들어간 모습

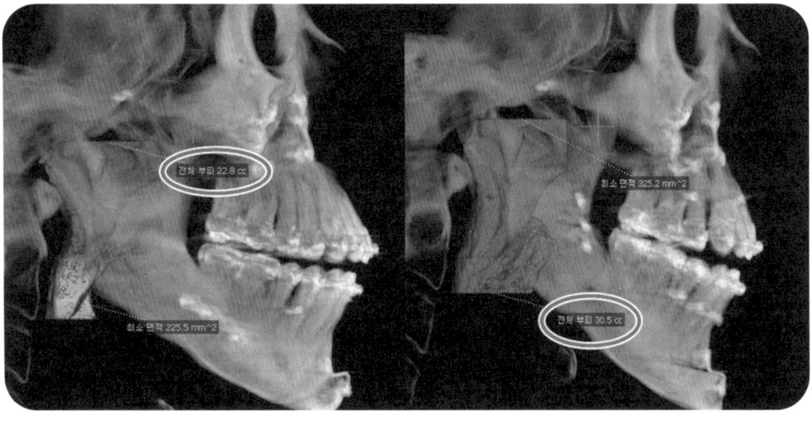


**양악수술 후 악화된 돌출입해결을 위해 양악재수술+돌출입수술 예 -**

양악수술(상하악 전진)로 돌출입이 악화되어 양악재수술(기도 확장을 위해 추가적인 상하악 전진)과 돌출입을 집어넣기 위해 돌출입수술을 동시에 시행하여 돌출되었던 입이 들어감과 동시에 넓어진 기도의 CT 변화(기도의 부피가 22.0cc에서 30.5cc로 증가하였음)

## 사각턱수술 후 얼굴이 길어졌어요 (주걱턱오진)

주걱턱은 아래턱이 돌출되는 현상으로, 부정교합을 동반하기도 합니다. 미용적으로 주걱턱의 증상은 아래턱이 나온 반면 위턱이 상대적으로 들어가면서 얼굴이 접시처럼 패이고 길어지며 너부데데한 얼굴형을 나타냅니다. 그런데 너부데데한 얼굴을 큰 얼굴로 잘못 진단하여 안면윤곽수술을 시행하는 경우가 많습니다. 물론 주걱턱이 아주 경미하거나 교합이 정상일 때는 사각턱수술과 턱끝수술 같은 안면윤곽수술을 시행할 수 있습니다. 그러나 주걱턱이 심하거나 부정교합이 동반된 경우에는 안면윤곽수술이 아니라 양악수술을 시행해야 합니다.

많은 병원에서 심한 주걱턱임에도 불구하고 안면윤곽수술을 시행하여 얼굴이 더 길어지고 깔때기 같은 얼굴형이 되는 역효과가 발생합니다. 결국, 환자는 양악수술을 받게 됩니다. 극히 일부의 경미한 주걱턱을 제외하고, 일반적인 주걱턱의 경우에는 반드시 양악수술을 통해 아래턱을 집어넣고 프로필까지 입체감 있게 교정해줘야 합니다.

최근 주걱턱을 가진 환자분들이 치과에서 발치 교정을 받는 경우가 많습니다. 발치 교정을 받고 나면 교합이 정상처럼 보이게 됩니다. 교합은 정상이 되지만 얼굴형은 더욱 악화되어 더 길어지고 넓어집니다. 이는 치아 교정이 치아 배열을 바꾸지만 턱 모양을 바꾸지 못하기 때문입니다. 발치 교정을 하고 나면 정상 교합처럼 보이기 때문에 많은 성형외과 의사들이 이를 정상 교합으로 오진하고, 전체적인 얼굴형을 제대로 진단하지 않은 채 안면윤곽수술을 시행하는 경우가 많습니다. 그 결과 얼굴이 더 길어질 뿐 아니라, 기존에 안면비대칭이 있는 경우 비대칭이 더욱 도드라져 환자는 절망에 빠지게 됩니다.

단순히 앞 치아의 교합만 볼 것이 아니라, 발치 교정 여부와 전체적인 얼굴의 프로필을 보고 주걱턱이라는 임상적인 진단을 내려야 합니다. 아래 환자분의 경우, 주걱턱 교정을 위해 교정을 받고 입이 나왔다는 이유로 돌출입수술을 받았으나 얼굴이 더 길어졌습니다. 설상가상으로 얼굴이 길다는 이유로 안면윤곽수술을 다시 받아 최악의 상황에 이르렀습니다. 이 환자는 교정뿐 아니라 돌출입수술, 그리고 안면윤곽수술까지 모두 오진으로 잘못된 치료와 수술을 받았고, 결국 제대로 된 진단과 치료인 양악수술을 받고 만족하셨습니다.

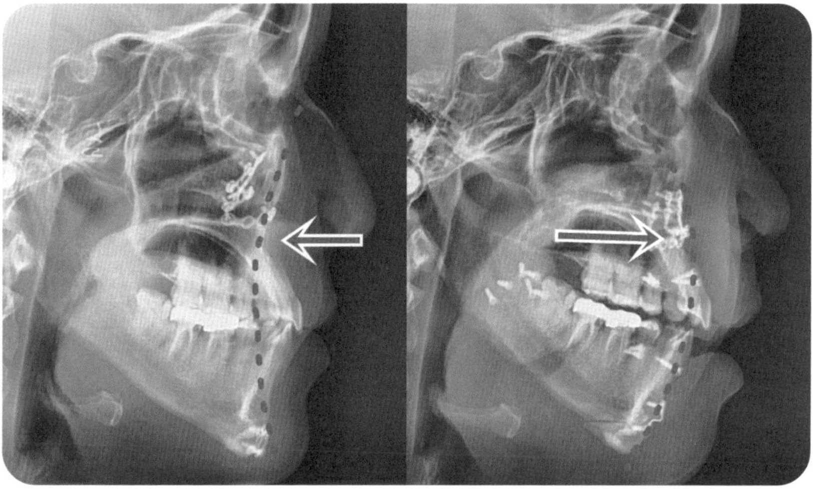

주걱턱 오진으로 인한 잘못된 치료 사례 -
주걱턱을 오진하여 두 차례에 걸쳐 돌출입수술과 안면윤곽수술을 받았으나, 결과적으로 얼굴이 더 길어지고 프로필이 패여 보이며(왼쪽 사진 파란색 점선) 접시형 얼굴이 되고, 설상가상으로 비대칭이 심해져 결국 양악수술을 받고, 그 결과 비대칭이 교정되었을 뿐만 아니라 프로필이 볼록해지며(오른쪽 사진 파란색 점선) 입체감 있는 얼굴형이 되어 얼굴이 작아진 것에 만족한 경우

## 안면비대칭에 본시멘트 재건 후 턱관절이 아파요 (안면비대칭 오진 사례)

최근 들어 3D 프린팅의 발달로 안면 골 기형뿐만 아니라 골격 변형에도 3D 프린터가 많이 활용되고 있습니다. 문제는 이러한 3D 프린팅을 활용한 재건이 근본적인 해결책이 되기보다는 임시방편적인 효과 혹은 미용적으로 가리는 효과(masking effect)만을 얻을 수 있다는 점입니다. 아래 환자분의 경우 안면비대칭 중에서도 턱관절이라는 기능적인 문제가 동반된 얼굴의 중심축이 휘는 안면비대칭을 앓고 계셨습니다. 그런데 얼굴의 중심 축을 바로잡는 근본적인 수술인 양악수술을 받지 않고 3D 프린팅을 이용한 본시멘트 재건을 받으셨습니다. 사각턱 부위에 본시멘트의 두께를 달리함으로써 안면비대칭을 가리려고 했는데, 기능적으로 턱관절에 문제가 지속적으로 악화되었습니다. 결국 본시멘트를 모두 제거하고 근본적인 해결책인 양악수술을 받은 경우입니다.

안면비대칭 중에서 얼굴의 중심 축이 휘는 비대칭은 턱관절과 관련된 기능적인 문제이기 때문에 반드시 얼굴의 중심 축을 바로잡는 근본적인 양악수술을 받아야 합니다. 본시멘트를 이용한 안면비대칭 재건수술은 근본적인 해결책이 아니라 임시방편적인 겉으로 드러나는 미용적인 효과만을 노린 수술로, 근본적인 문제 해결은 되지 않습니다. 본시멘트를 모두 제거하고 근본적인 해결방법인 양악수술 후 중심선이 반듯해진 모습을 보여주고 있습니다.

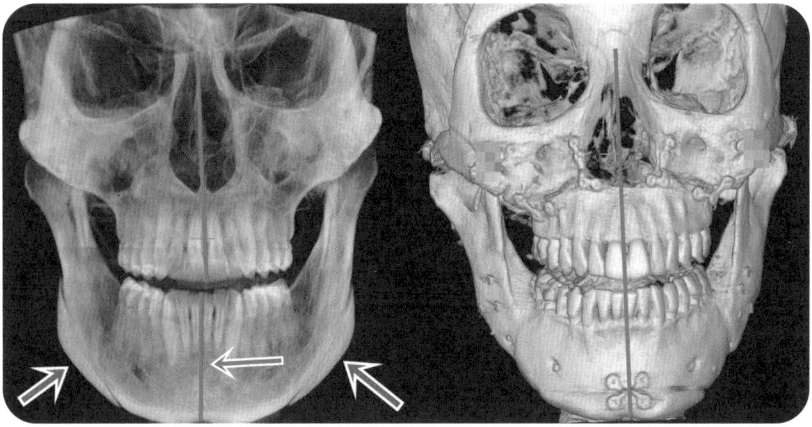

**안면비대칭의 잘못된 치료 예 -**

얼굴의 중심축이 휘는 안면비대칭의 가림 효과를 얻기 위해 본시멘트(파란색 화살표)를 이용한 하악각 재건 수술(왼쪽 사진)을 받은 후, 턱관절 통증으로 본시멘트를 제거(아래 사진)하고 근본적인 안면비대칭 치료인 양악수술을 받은 후 중심축이 반듯하게 교정된 CT(오른쪽 사진)

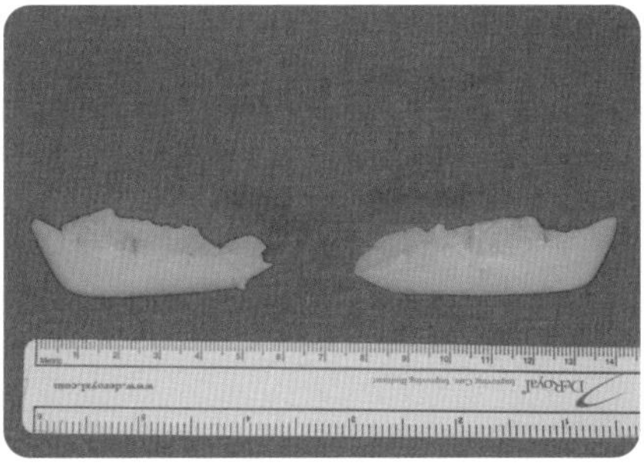

**안면비대칭의 가림효과를 위해 사용된 본시멘트 -**

얼굴 중심축이 휘는 비대칭은 턱관절이라는 기능적인 문제가 동반되기 때문에 근본적인 해결방법인 양악수술을 받아야 합니다. 그러나 미용적인 가림 효과(masking effect)만을 위해 본시멘트 하악 재건을 받은 후, 턱관절 통증으로 내원해서 근본적인 해결책인 양악수술을 받은 환자에서 제거된 본시멘트 보형물입니다.

# 고정핀, 이물질 제거 이야기

03.

# 고정핀, 이물질 제거 이야기

03.

우리 몸은 면역체계를 갖추고 있어 외부에서 이물질이 들어오면 자동으로 면역 반응을 일으킵니다. 우리 몸에 속하지 않는 모든 조직과 물질은 이물질입니다. 심지어 같은 사람의 장기도 수혜자에게는 이물질로 간주됩니다. 따라서 타인의 장기를 이식받은 경우 평생 면역 억제제를 복용해야 합니다. 생체 적합성이 가장 높다고 하는 티타늄조차도 이물질에 해당하며, 기타 인공 물질은 말할 것도 없습니다. 일반적인 이물질의 경우, 우리 몸에 들어오면 이물 반응을 피할 수 없습니다.

따라서 우리 몸에서 잘라 내거나 제거하는 수술은 아무런 문제 없이 시행할 수 있지만, 자가 조직이 아닌 외부 물질을 삽입하는 수술은 반드시 필요한 경우에만 매우 제한적으로 시행해야 합니다. 특히 본시멘트나 티타늄을 재료로 만들어서 인체에 삽입하는 보형물의 경우 의료기기법상 대부분 제3등급 의료기기로 분류되어 매우 엄격한 과정을 통해 인증을 받아야만 인체에 삽입을 할 수가 있을 정도로 법적으로 인공물질 사용을 엄격하게 제한을 하고 있습니다.

그러나 최근 들어 이러한 이물질에 대한 경각심 없이 이물질을 이용한 얼굴뼈 재건이 매우 유행하고 있습니다. 우리 몸의 일부 결함으로 인해 발생하는 기능적 문제를 극복하기 위한 재건이라면 이해할 수 있지만, 미용적인 목적으로 이물질을 이용해 재건하는 수술은 더욱더 제한적으로 시행되어야 합니다. 가능한 자가 조직을 이용해 재건할 수 있다면, 최우선적으로 자가 조직을 이용한 재건을 권장합니다.

이번 이야기는 우리 몸에 이물질을 삽입함으로 인해 이물 반응으로 고생하신 환자분들의 이야기입니다. 이물질에 대한 이물 반응은 우리가 건강할 때는 면역 체계가 강하여 별다른 증상이 나타나지 않습니다. 그러나 나이가 들어 면역이 떨어지거나 큰 병을 앓을 때 본격적으로 나타날 수 있습니다. 특히 여성분들의 경우 생리 때마다 증상이 나타나기도 합니다. 이처럼 이물 반응은 먼 훗날 나타날 수 있으므로 지금 당장 "아무렇지도 않아요"라고 판단해서는 안 됩니다. 즉, 미래에 어떤 방향으로 문제가 발생할지 모르는 이물질의 사용은 매우 제한적이어야 합니다.

참고로, 이물질 재건에 대한 저의 멘토이자 악안면 수술의 세계적인 권위자인 Chang Gung Memorial Hospital의 Dr. Lun-Jou Lo 교수님께서 저에게 보내신 조언을 덧붙입니다.

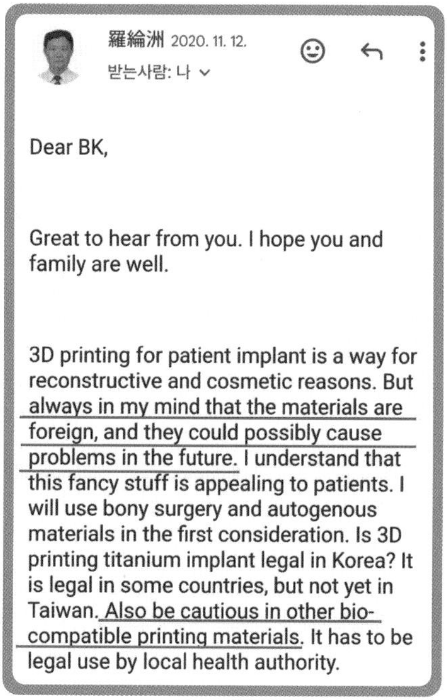

羅綸洲 2020. 11. 12.
받는사람: 나

Dear BK,

Great to hear from you. I hope you and family are well.

3D printing for patient implant is a way for reconstructive and cosmetic reasons. But always in my mind that the materials are foreign, and they could possibly cause problems in the future. I understand that this fancy stuff is appealing to patients. I will use bony surgery and autogenous materials in the first consideration. Is 3D printing titanium implant legal in Korea? It is legal in some countries, but not yet in Taiwan. Also be cautious in other bio-compatible printing materials. It has to be legal use by local health authority.

Mentor이신 Dr Lun-Jou Lo 교수님의 조언 - 3D 프린팅 재건이 환자들에게는 멋있어 보이겠지만 이물질은 미래에 문제를 야기할 수 있다는 걸 명심하고 심지어는 우리 몸에 생체적합한 물질의 사용 또한 조심해야 한다는 내용

## 고정핀 제거

우리 뼈가 골절되었거나 수술로 절골을 했을 때, 뼈가 유합되기 위해서는 한 가지 절대 조건이 필요합니다. 바로 뼈를 움직이지 않게 해주는 과정입니다. 그래서 뼈에 금이 갔을 때는 깁스를 해서 움직이지 못하게 하고, 완전히 부러졌을 때에는 고정핀을 이용해 단단히 고정합니다. 이는 팔, 다리와 같은 뼈뿐만 아니라 얼굴 뼈도 마찬가지입니다.

이때 사용하는 고정핀은 우리 몸에 가장 적합한(Biocompatible) 금속인 티타늄으로 구성되어 있습니다. 지금까지는 우리 몸에 사용하는 티타늄 고정핀은 제거하지 않아도 된다고 알려져 있었습니다. 그러나 제가 얼굴 뼈 수술을 오랜 기간 하다 보니, 수술 후 평균 10년 전후로 얼굴 뼈의 고정핀으로 인한 이물반응이 나타나는 경우가 많다는 것을 발견했습니다. 이물 반응에 의한 증상으로는 가벼운 가려움증부터 심한 염증으로 인한 부기와 통증까지 다양하게 나타납니다.

그래서 저는 얼굴 뼈 고정에 사용된 고정핀을 제거하는 것에 관한 연구를 진행했습니다. 연구 결과, "얼굴 뼈에 사용한 고정핀은 제거하는 것이 좋다"는 결론을 내렸습니다. 우리 몸의 팔, 다리나 다른 부위에 사용하는 고정핀과 얼굴 뼈에 사용하는 고정핀의 재료는 티타늄으로 동일하지만, 얼굴 뼈 수술이 이루어지는 입 안이라는 환경의 특수성, 얼굴 뼈의 특수성, 그리고 얼굴 뼈 수술 방식의 특수성 때문에 얼굴 뼈 수술에 사용한 고정핀은 제거해야 한다는 결론에 도달했습니다.

그래서 몇 년 전부터는 얼굴 뼈 수술에 사용한 고정핀을 제거할 것을 권장하고 있습니다. 특히 최근에는 10년, 20년, 30년 전에 수술을 받은 환자분들도 이물 반응에 의한 다양한 증상으로 고정핀 제거 수술을 위해 저희 병원을 방문하고 있습니다.

첫 번째 경우는 얼굴 뼈가 부러져 30년 전에 고정을 하신 환자분의 고정핀 제거 수술입니다. 환자분께서는 30년 전에 골절로 얼굴 뼈 수술을 받으셨습니다. 30년이 지난 최근 통증과 이물감이 느껴지고 가끔 부기까지 발생하여 고정핀 제거를 위해 저를 찾아오셨습니다.

저희 병원은 얼굴 뼈 수술 전문 병원이기 때문에 다양한 종류의 나사를 제거하기 위한 모든 종류의 드라이버를 구비하고 있음에도 불구하고, 30년 전 나사에 맞는 드라이버가 있을지 긴장하며 수술에 들어갔던 경우입니다. 또한 뼈의 특성상 1년이 지나면 주변의 뼈가 고정핀을 덮습니다. 그래서 나사를 덮은 뼈를 갈아내고 나사의 홈을 찾아 드라이버를 이용해 제거해야 합니다. 나사를 덮고 있던 뼈를 갈아내고, 30년 전 나사에 잘 맞는 드라이버가 있을지 걱정을 한가득 안고 들어간 수술이었습니다.

다행히 완전하게 제거할 수 있었습니다.

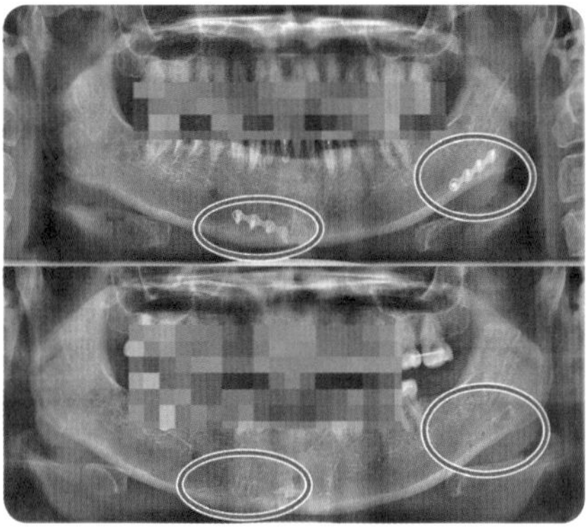

**안면골절수술 30년 후 고정핀 제거 -**
안면골 교정수술을 받은 지 30년 후에 이물감과 통증으로 고정핀을 제거하기 전(위 사진)과 제거 후(아래 사진)

두 번째 경우는 광대수술을 받은 지 17년이 지난 후 왼쪽 얼굴에 통증이 생겨 이비인후과에서 부비동염 진단을 받은 환자분의 이야기입니다. 환자분께서는 17년 전에 받은 광대수술과 관련이 있을까 싶어 저를 찾아오셨습니다. 수술 받으신 병원에서는 고정핀 제거가 불가능하다는 얘기를 듣고 저희 병원에 오신 것입니다.

최근 들어 고정핀 제거가 완전하게 되지 않아 재수술을 문의하시는 환자분들이 많습니다. 고정핀 제거는 확실하게 한 번에 이루어져야 하며, 이 환자분처럼 부비동염이 있는 경우에는 부비동 염증 치료까지 함께 해줘야 합니다. 부비동염은 광대수술이 직접적인 원인일 수도 있고 아닐 수도 있습니다. 광대수술을 받지 않은 분들도 부비동염에 많이 걸립니다. 그러나 부비동염에 걸렸을 때 치료 원칙은 고정핀이나 와이어 같은 이물질이 있다면 반드시 먼저 제거하고 부비동염 치료를 해야 완치될 수 있습니다.

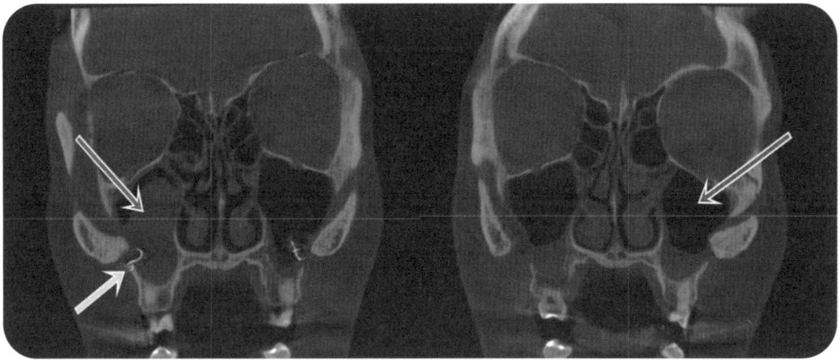

**광대수술 17년 후 와이어제거와 부비동염 치료 -**
광대수술 받은 지 17년 후에 부비동염에 의한 얼굴통증으로 와이어(노란색 화살표) 제거 및 부비동염(빨간색화살표) 치료 전(왼쪽사진) 과 치료 후(오른쪽사진). 참고로 부비동은 파란색화살표가 가리키듯이 공기로 가득 찬, 텅 비어 있어야 정상임.

세 번째 경우는 양악수술, 특히 하악수술(SSRO 혹은 BSSO)을 받은 지 20년 만에 수술 부위에 통증이 발생하여 고정핀 제거를 위해 저를 찾아오신 환자분의 이야기입니다. 양악수술 중에서도 하악수술의 고정 방법은 플레이트를 이용한 고정법과 아래턱뼈를 관통하는 긴 스크류(Bicortical Screw)를 이용한 고정법 등 두 가지가 있습니다. 이 중 긴 스크류(Bicortical Screw)는 제거하기가 매우 어렵습니다. 특히 1년이 지나면 뼈에 묻혀 있고 나사가 아래턱뼈 전체를 관통할 정도로 길기 때문에 제거하다 보면 잘 끊어질 수 있습니다.

역시 큰 부담감을 안고 제거 수술에 들어갔습니다. 다행히 완전 제거에 성공

했습니다. 고정핀 제거 후, 환자분께서는 통증이 없어졌습니다.

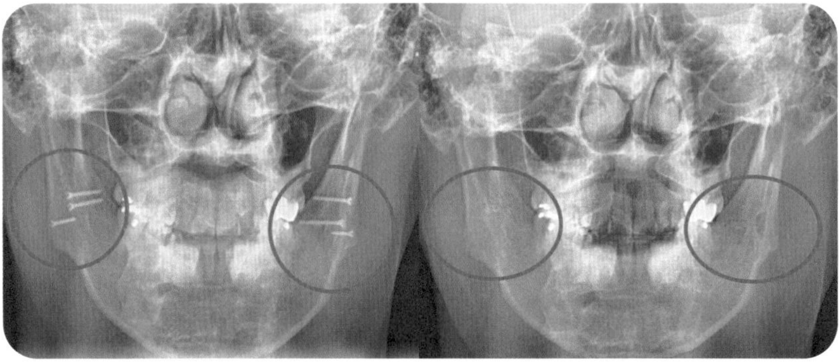

양악(하악)수술 20년 후 고정핀제거 -
양악(하악)수술 20년 후 발생한 통증으로 고정핀(Bicortical Screw) 제거 전(왼쪽사진)과 제거 후(오른쪽 사진)

## 얼굴뼈 재건에 사용된 인공물질 제거

얼굴뼈가 볼륨이 부족하여 패여 있거나 결손이 있을 경우 여러 가지 방법을 이용해 보강하거나 메꿔 줍니다. 과거에는 얼굴에 실리콘 혹은 고어텍스 등의 보형물이 주로 사용되었지만, 최근에는 본시멘트나 티타늄 등 여러 인공물질들이 얼굴뼈 재건을 위해 사용되고 있습니다. 특히 3D 프린터의 보급과 유행으로 인해 일부에서는 무분별하게 수술이 시행되고 있습니다.

안면윤곽수술이나 양악수술 후 원치 않는 결과나 부작용으로 인해 기능적인 문제가 발생할 경우 재건을 하는 경우도 있지만, 일부에서는 미용적인 만족도를 높이기 위해, 심지어는 얼굴뼈 수술 후 자연스러운 치유 과정에서 발생한 뼈 흡수 부분을 보강하기 위해 인공물질을 사용하는 등 무분별하게 사용되는 경우가 있습니다. 앞서 얘기했듯이 이러한 이물질들은 언제 어떤 문제가 발생할지 모르는 시한폭탄과 같은 존재이며, 특히 얼굴뼈 재건의 경우 모든 수술 과정이 입안이라는 특수한 공간에서 이루어지는 만큼 더욱 문제 발생의 위험성이 큽니다.

사실 환자분들께서 질문을 많이 하십니다. "두개골이나 척추뼈 혹은 다리뼈의 수술로 인한 결손이나 변형으로 본시멘트를 이용해 재건을 하였는데, 이런 경우도 제거해야 되는 건가요?" 하고 질문들을 하시는데, 정답은 "NO"입니다.

팔, 다리, 두개골 같은 수술은 수술필드가 Clean wound입니다. 물론 이물질에 대한 과민반응 혹은 이물반응이 있을 수도 있으나, 입안이라는 수술장을 통해 진행되는 얼굴뼈 재건과는 완전히 다른 상황임을 말씀드립니다.

대표적인 이물질 제거에 대해서 설명드리겠습니다.

### ① 티타늄 제거

최근 들어 3D 프린팅 기술과 더불어 많이 사용되는 이물질 중 하나가 티타늄입니다. 티타늄은 물론 우리 몸에 사용 적합한(Biocompatible) 금속으로, 모든 뼈의 고정핀이 티타늄으로 만들어집니다. 그래서 티타늄은 우리 몸에 적합하다고 알려져 있습니다. 하지만 문제는, 제가 앞서 말씀드렸듯이 고정핀처럼 조그만 나사도 10년 전후로 이물 반응이 빈번하게 나타납니다. 하물며 넓게 삽입하는 이물질은 어떨까요?

제가 계속 반복하지만, 3D 프린터를 이용한 티타늄 혹은 본시멘트 재건 방법은 매우 정밀하고 결과가 좋은 수술 방법입니다. 다만, 위에 말씀드린 여러 이유로 기능적으로 문제가 있어 재건이 필요할 때는 자가 조직을 우선적으로 활용하고, 자가 조직이 여의치 않을 때 극히 제한적으로 이물질을 사용해야 합니다.

아래 환자분께서는 저에게 양악 재수술을 받으셨는데, 입이 3cm도 안 벌어졌던 환자입니다. 양악수술을 할 때 입이 5cm 이상 충분히 벌어져야 하는데, 이 환자분은 개구량이 3cm가 안 되어서 수술을 30분 하고 쉬고, 30분 하고 쉬고를 반복할 정도로 너무 힘들게 수술을 진행했습니다. 원래는 쉬지 않고 2시간이면 양악수술의 모든 과정이 끝나지만, 이 환자분의 경우는 너무나도 힘들게 수술을 했습니다. 오죽하면 저희 병원 수술실 간호사들이 이 환자분을 아직도 기억할 정도로, 굉장히 어렵게 수술을 하였습니다.

이 환자분의 경우 턱관절 상태가 매우 좋지 않았고, 게다가 재수술이었기 때문에 양악수술 후 6개월이 지나도 입이 벌어지지 않아 고정핀 제거 과정에서 고정핀이 하나 남아 있었습니다.

환자분의 턱관절 상태가 매우 안 좋았습니다. 어떤 원장님께서 양악수술 받은 지 6개월이 지났는데 왜 입이 벌어지지 않고 나사도 제거하지 못했냐고 물으셨습니다. 양악수술을 받는다고 해서 턱관절이 모두 좋아지는 것은 아닙니다. 턱관절이 좋아지는 양악수술을 하더라도 바로 좋아지는 것이 아니기 때문입니다. 턱관절의 이해가 전혀 없으셔서 그런 말씀을 하신 것 같습니다. 성형외과 의사들의 경우 턱관절에 대한 지식이 미진한 경우가 많습니다. 그래서 저도 턱관절 연구를 많이 했음에도 여전히 어렵습니다.

이 환자분의 경우 양악수술을 통해 바로 좋아지지 않았지만, 이후 치료를 받으며 운동을 열심히 하셔서 이제는 많이 호전되셨을 것으로 생각됩니다.

환자분에게 이러한 사정을 말씀드리고, 남은 고정핀은 다음에 입이 벌어지면 제거하기로 했습니다. 그런데 어느 날, 일이 터지고야 말았습니다.

저와 저희 간호사들이 그렇게 힘들게 공들여서 양악 재수술을 해드렸는데, 어느 날 갑자기 환자분께서 티타늄으로 온 얼굴뼈를 덮은 상태로 나타나셨습니다. 타 병원에서 이물질인 티타늄으로 얼굴을 덮고 다시 저를 찾아오신 이유는 더욱 가관이었습니다. 이물 반응으로 얼굴이 아픈데, 수술한 병원에서는 제거를 못한다고 해서 저에게 다시 오신 것입니다. 그나마 다행인 건, 제가 제거하지 못한 나사 한 개는 그 병원에서 제거를 했다는 점입니다.

어쩔 수 없이, 이전에 제가 힘들게 수술해드렸던 환자분이기에 그대로 포기할 수는 없었고, 제거 수술을 해드리기로 했습니다. 다시 말씀드리지만, 이물질을 이용한 재건은 반드시 필요한 경우에 한해서 매우 제한적으로 시행해야 합니다. 그리고 가급적 적고 좁게 최소한의 크기로 삽입해야 합니다. 저의 경우, 기능적인 문제가 있거나 자가 조직으로 해결되지 않을 정도로 심한 외형상의 문제가 있을 때만 이물질을 이용한 재건 수술을 합니다.

이 환자분과 같이 아래턱을 전체적으로 도려 감싸는 재건을 하거나 이물질을 제거할 때 가장 주의할 부분은 턱끝신경의 손상입니다. 보형물을 넣거나 제거할 때 턱끝구멍으로부터 턱끝신경이 나오기 때문에 신경이 손상될 확률이 큽니다. 이러한 이유로, 수술하신 병원에서도 제거가 불가능하다고 판단했을 것이라고 충분히 이해할 수 있습니다.

저도 사실 정말 꺼려하는 수술이었지만, 환자분께서 저에게 수차례 와서 부탁하셔서 마음이 약해져 제거 수술을 해드렸던 경우입니다. 제거한 사진을 보시죠.

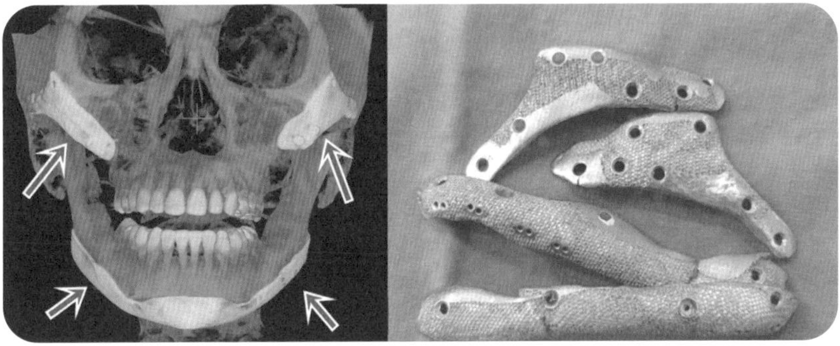

광대와 아래턱 전체를 둘러싼 이물질(티타늄) 제거 -
광대와 아래턱 전체를 티타늄으로 재건한 후 이물감(통증)을 견디지 못해 제거한 환자분의 제거 전 CT(왼쪽 사진, 파란색 화살표가 티타늄)와 제거된 티타늄(오른쪽 사진)

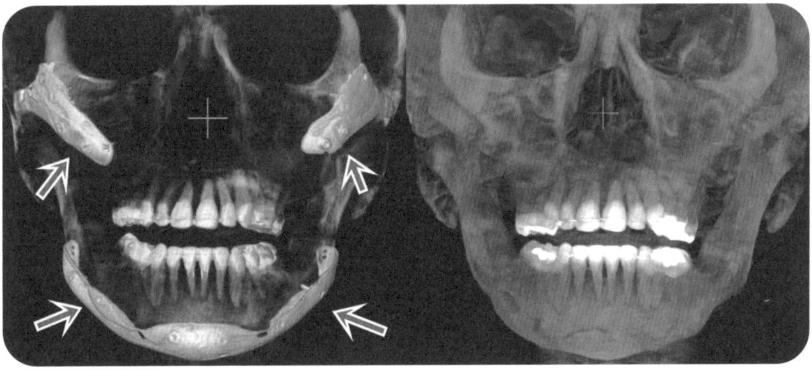

광대와 아래턱 전체를 둘러싼 이물질(티타늄) 제거 -
이물 반응으로 인한 얼굴 통증으로 이물질(파란색 화살표)을 제거하기 전 CT(왼쪽 사진)과 후 CT(오른쪽 사진)

### ② 본시멘트 제거

최근 들어 얼굴뼈 재건에 가장 무분별하게 널리 사용되는 이물질은 본시멘트(Bone Cement)입니다. 본시멘트는 PMMA라는 물질로, 가루와 액체로 구성되어 있으며 섞어서 사용합니다. 일반적으로 우리 몸의 골격상에 수술로 인한 결손이나 변형이 있을 때 사용하는 아주 유용한 물실입니다. 앞서 티타늄 제거 수술에서 말씀드린 대로, 본시멘트 또한 팔, 다리, 척추, 두개골 등 다양한 분야에서 사용되고 있으며, 대부분의 경우 문제없이 지내는 경우가 많습니다. 다만, 입안이라는 수술장의 특수성 때문에 얼굴뼈 재건의 경우 종종 문제가 발생하고 있습니다.

최근 들어 사각턱수술이든 광대수술이든 아니면 양악수술이든 수술 후에 골흡수로 인해 약간의 패임이나 변형이 발견되면 무조건 본시멘트를 사용합니다. 이러한 남발은 문제가 있습니다. 우리 뼈의 특성을 먼저 이해하셔야 합니다. 전동 톱을 이용해 절골하고 고정하더라도 아무리 유합이 잘 되더라도 절골 부위에는 약간의 뼈 흡수가 필수적으로 일어납니다. 즉, 살짝 패이는 부분이 있을 수 있는데, 이런 부분까지 찾아내서 재건하는 것은, 제가 항상 말씀드리지만, 그야말로 수술을 위한 수술입니다.

이렇듯 얼굴뼈에 너무 무분별하게 본시멘트가 사용되다 보니 본시멘트 제거 수술 사례가 매우 많고, 안타깝지만 갈수록 증가 추세에 있습니다.

여기서 재미있는 이야기 하나!

저희 병원이 이유는 모르지만 이물질 제거 전문 병원으로 소문이 나서 본시멘트나 티타늄 제거 수술이 많습니다. 그런데 저희 직원 중 한 명이 질문을 합니다.

"나중에 죽어서 화장을 하면 본시멘트나 티타늄은 그대로 남게 되나요?"

맞습니다. 나중에 죽어서 화장을 하고 아들, 딸, 며느리, 손자, 손녀가 할아버지나 할머니의 화장된 유골을 받았는데, 그 안에서 쇳덩어리나 콘크리트 같은 덩어리가 나올 수 있습니다. 팔, 다리, 두개골 재건처럼 기능적으로 문제가 있어서 재건한 본시멘트나 티타늄도 아니고, 얼굴 뼈에서 무더기로 나왔다면 어떨까요?

그것도 이물질을 사용하지 말아야 할 이유 중 하나가 될 것 같습니다. 우스갯소리였습니다.

한 환자분께서는 아래턱 전체에 걸쳐 본시멘트로 재건을 받으셨는데, 이물감과 간헐적인 통증으로 제거를 위해 저를 찾으셨습니다. 본시멘트 재건을 통해 드라마틱한 변화를 경험하는 경우도 있지만, 이 환자분의 경우는 거의 차이가 없었습니다.

왜냐하면 우리 얼굴 뼈는 겉으로 드러나지 않습니다. 근육을 비롯해 피하지방 및 기타 연부조직들이 뼈를 감싸고 있기 때문에, 뼈의 미세한 변형은 겉으로 드러나지 않습니다. 앞서 말씀드린 것처럼, 뼈 수술을 하면 필연적으로 약간의 뼈 패임이나 간격이 생길 수 있습니다. 이를 없애기 위해 이물질을 이용해 재건하는 것에 대해 저는 개인적으로 반대합니다. 재건 수술 전후의 차이도 거의 없기 때문입니다. 그야말로 수술을 위한 수술이죠!

수술을 위한 수술에 반대합니다!

다른 인공물질들에 비해 본시멘트 제거 시 주의할 점은 본시멘트의 완전 제거가 불가능한 경우가 많다는 것입니다. 본시멘트는 부서져서 눈에 보이지 않는 작은 particle이라고 불리는 조각들이 남아 있을 수 있기 때문에, 실리콘을 제거하듯이 간단하게 제거해서는 안 됩니다. 뼈 표면에서 본시멘트를 완전히 제거하기 위한 특별한 조치가 필요합니다.

환자분의 본시멘트 제거 사례입니다.

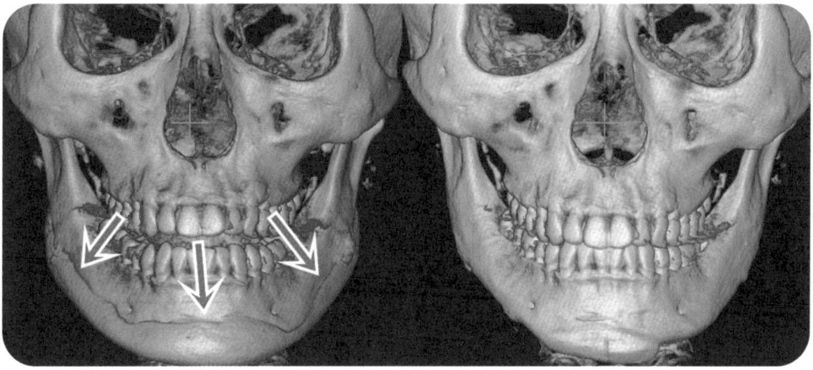

**본시멘트 제거 -**
아래턱 전체를 본시멘트(파란색 화살표)를 이용해 재건한 후(왼쪽 사진), 이물감과 통증으로 완전 제거를 한 후 CT(오른쪽 사진)

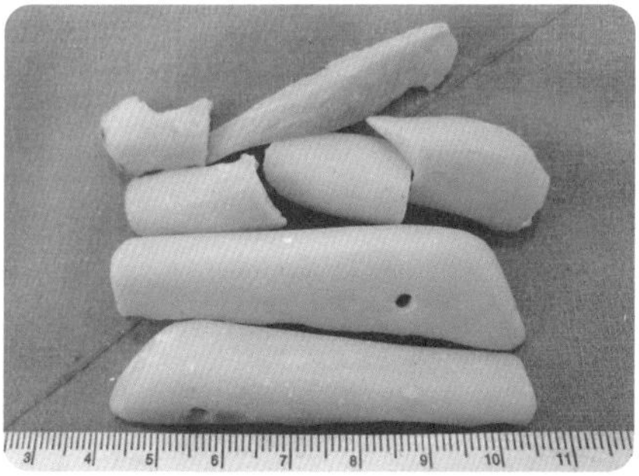

**본시멘트 제거 -**
본시멘트를 이용해 아래턱 전체를 재건한 뒤 이물감과 통증으로 고생하신 한 환자분에게서 완전히 제거된 본시멘트

### ③ 고어텍스 제거

고어텍스는 과거에 많이 사용된 재료로, 우리 몸의 연부조직과 잘 유착되고 몰딩되어 모양이 자연스럽게 된다는 장점이 있습니다. 하지만 최근에는 사용 빈도가 줄어들고 있습니다. 고어텍스는 연부조직과 유착이 잘 되며, 뼈와도 유합이 아닌 유착이 잘 이루어집니다. 이로 인해 자연스럽고 문제가 덜 생긴다고

알려져 있으나, 제거하기가 어렵다는 문제가 있습니다. 제거 수술 시 일부분이 뜯겨 남기도 하며, 연부조직과 유착이 심해 제거 시 연부조직에 상처를 많이 가하게 되어 멍이나 붓기가 심해질 수 있습니다.

제 개인적인 경험입니다. 한 환자분께서 코성형에 사용한 고어텍스를 제거했는데, 일부 남아 있어서 발생한 염증으로 고생하시다가 저를 찾아오셨습니다. 잘 보이지 않는 고어텍스 조각이 콧등 깊숙이 남아있었을 것으로 생각되어, 두 달 동안 이틀에 한 번씩 병원에 와서 콧등에 발생한 구멍으로 세척술을 받느라 고생하셨던 환자분이 있습니다. 물론 그 기간 동안 코의 구축은 피할 수 없었습니다.

턱끝에서 고어텍스를 제거하고 턱끝전진술을 시행 받은 환자분입니다.

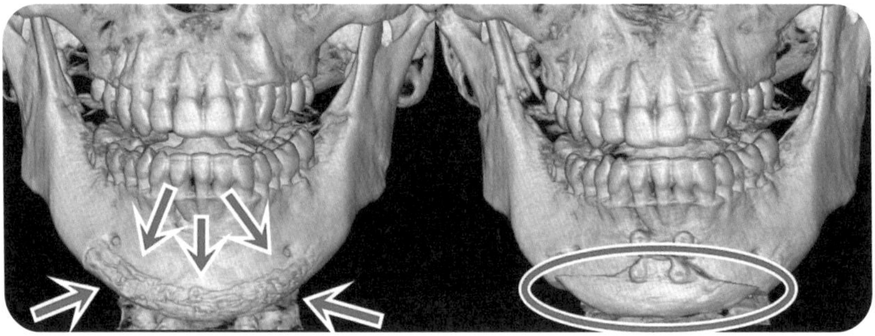

고어텍스 제거 후 턱끝전진술 -
무턱 교정을 위해 삽입한 고어텍스(빨간색 화살표)를 제거한 후 턱끝전진술(빨간색 동그라미) 시행 전 후 CT

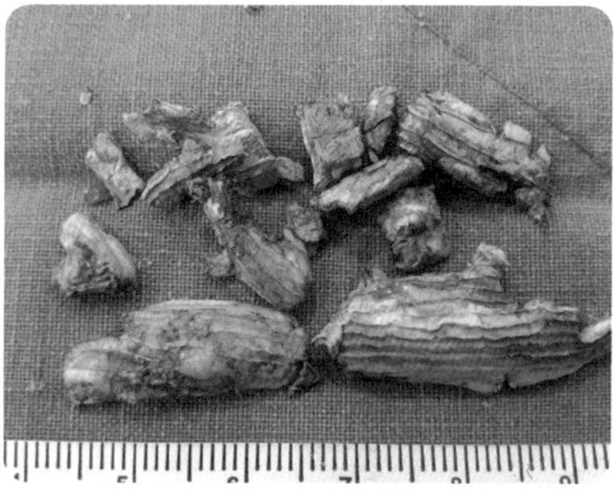

고어텍스 제거 -
무턱 교정을 위해 삽입 후 이물 반응으로 완전히 제거된 고어텍스

### ④ 필러 제거

최근 들어서 수술이 아닌 간단한 시술 중에서 연부조직을 증강시키는 데 가장 많이 사용되는 물질이 필러일 것입니다. 필러는 크게 녹는 필러와 녹지 않는 필러로 구분됩니다. 녹는 필러는 흡수되기 때문에 아무런 문제를 일으키지 않지만, 녹지 않는 필러는 문제가 될 수 있습니다. 녹지 않는 필러는 역시나 이물질이기 때문에 우리 몸의 상태가 좋지 않을 때 언제든지 문제를 일으킬 수 있습니다. 그래서 어떤 의사 선생님들은 "녹지 않는 필러를 맞고 사는 것은 시한폭탄을 가지고 사는 것과 같다"라는 표현을 할 정도로, 특수한 경우가 아니라면 녹지 않는 필러는 사용하지 않아야 합니다. 필러 제거를 하다 보면 듣도 보도 못한 필러들이 많습니다.

이해는 되지 않지만, 한때 저희 병원이 필러 이물질 제거 전문병원으로 소문이 나면서 지금도 많지만 필러 제거 환자분들이 문전성시를 이룰 때가 있었습니다. 저희 병원만의 특별한 장점이 있는 것은 아니고, 원칙적인 방법으로 완전 제거를 위해 노력하고 있습니다. 필러 제거는 반드시 절개를 통해서 진행해야 합니다. 필러를 주사기로 넣을 수는 있지만, 제거할 때는 주사기로 제거가 되지 않습니다. 그래서 반드시 입 안이든 바깥 피부 쪽이든 절개를 하고 직접 눈으로 확인하면서 제거해야 합니다.

녹지 않는 필러의 가장 큰 문제점은 완전 제거가 어렵다는 점입니다. 한 교수님께서 말씀하시길, "녹지 않는 필러를 제거하는 것은 바닷가 백사장에 밀가루를 뿌려 놓고 밀가루를 모으는 것과 같다"라고 하셨습니다. 그만큼 완전 제거가 힘들기 때문에 가급적이면 녹지 않는 필러는 피하셔야 합니다.

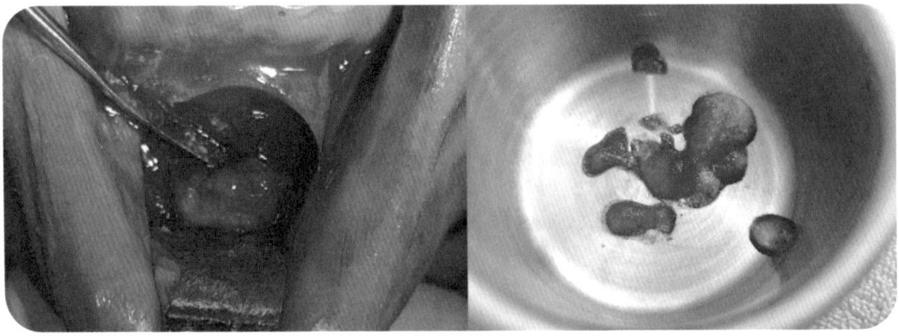

필러 제거수술과 제거된 필러 -
필러 제거는 절개를 통해 직접 눈으로 확인하며 진행해야 합니다(왼쪽 사진). 제거된 필러(오른쪽 사진)

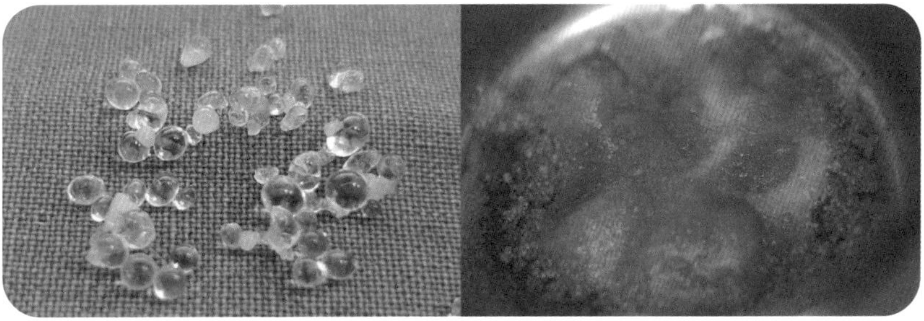

**제거된 정체 불명의 필러들 -**
필러 제거 수술을 하다 보면 흔히 '야매'로 불리는 검증되지 않은 필러들을 많이 보게 됩니다. 그중 무허가 필러들 중 가장 인상 깊었던 필러들

## ⑤ 실리콘 제거

얼굴 윤곽 교정을 위해 보형물을 넣어야 할 때, 가장 안전한 이물질 보형물은 무엇일까요? 제 생각에는 실리콘 보형물입니다. 실리콘의 경우 수술이 쉽고, 최근 들어 3D 프린팅을 이용한 맞춤형 실리콘 보형물이 가능해졌으며, 강도도 많이 강해졌습니다. 그리고 실리콘 보형물의 가장 큰 장점은 완전 제거가 용이하다는 점입니다. 따라서 반드시 보형물을 넣어야 하는 상황이라면 실리콘을 이용한 보형물을 사용하시기를 권해드립니다.

실리콘이든 어느 형태의 어느 재질의 보형물이든 삽입할 때는 반드시 지켜야 할 두 가지 전제조건이 있습니다. 첫째, 정확한 위치에 넣어야 하고, 둘째, 움직이지 않도록 고정해야 합니다.

제가 위에서 인공물질 중에서 그나마 실리콘 보형물이 좋다고 말씀드렸는데,

넣어야 할 부분과 넣지 말아야 할 부분이 있습니다. 아래 환자분의 경우 관자에 실리콘을 넣으셨는데, 관자에 넣을 경우 편두통 같은 통증이 오는 경우가 많습니다. 그래서 관자에 삽입된 실리콘 보형물을 제거하였습니다.

참고로, 위에서 언급한 턱끝, 귀속, 이마 등에 실리콘 보형물 사용 시의 원칙에 대해서는 이 책 뒷편에 "보형물 수술(귀족, 턱끝, 이마) 이야기"에서 말씀드리도록 하겠습니다.

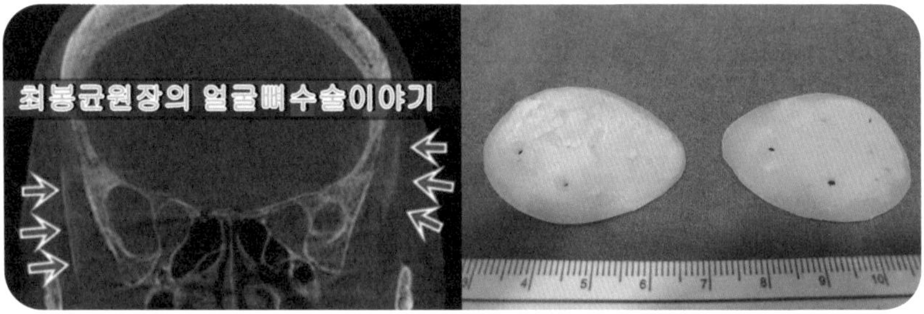


관자 실리콘 제거 -
관자에 실리콘 삽입 후 편두통이 발생한 환자의 CT에서 관자에 삽입된 실리콘(파란색 화살표)의 음영이 보이며, 완전 제거된 실리콘(오른쪽 사진)

# 양악수술 이야기

# 04.

# 양약수술
# 이야기

# 04.

# 양악수술이란 어떤 수술인가요?

양악수술은 위턱과 아래턱, 즉 두 개의 턱을 수술하는 것을 의미하여 양악수술(Two Jaw Surgery)이라고 합니다. 즉, 상악과 하악을 절골하고 수평 혹은 수직적으로 이동시켜 고정함으로써 얼굴뼈의 상하, 좌우, 전후 관계를 변경할 수 있는 수술입니다.

양악수술은 돌출입수술과 함께 악교정 수술에 속해 있습니다. 양악수술과 돌출입수술은 동시에 진행되기도 하고, 여러 시술과 함께 시행되기도 합니다. 제가 주로 하는 수술인 위턱을 3-4조각, 아래턱을 4-5조각으로 만들어 재고정하는 큰 수술까지도 악교정 수술에 포함됩니다.

최근 수술 기술의 발달로 과거에는 선천성 기형이나 기능적 문제에 국한되었던 양악수술이 점차 미용수술로도 널리 시행되고 있습니다. 양악수술은 얼마 전까지만 해도 목숨을 걸어야 하는 수술이거나 부작용이 100% 발생하는 수술로 알려져 있었으나, 최근에는 부작용을 예방하기 위한 다양한 방법이 개발되어 거의 부작용이 발생하지 않게 되었습니다. 또한 수술 시간이 짧아져 2시간이면 양악수술의 모든 과정이 끝날 정도로 보편화되었습니다.

그러나 양악수술은 단순히 미용적인 부분뿐만 아니라 턱관절, 교합, 기도

(Airway)와 같은 우리 몸의 전신 상태에 영향을 줄 수 있는 기능적인 부분들과 도 밀접한 관련이 있습니다. 따라서 양악수술을 시행할 때는 미용적인 부분뿐만 아니라 이러한 다양한 기능적인 부분들도 신중하게 고려하여 수술을 결정해야 합니다.

양악수술의 방법 중 하나로, 상악의 경우 Le Fort I Osteotomy를 사용하고 있습니다. Le Fort I Osteotomy는 절골 방법은 한 가지이지만, 절골선의 위치와 방향에 따라 위턱의 모양을 자유자재로 움직이고 변화시킬 수 있는 장점이 있습니다.

재미있는 이야기를 하나 드리자면, 우리나라를 포함한 동북아시아인들의 경우 얼굴이 밋밋합니다. 옆에서 얼굴을 봤을 때 이마부터 턱끝까지의 라인을 프로필이라고 하는데, 한국인을 포함한 동북아시아인들의 경우 프로필이 일자이거나 패여 있습니다. 이로 인해 얼굴이 입체감이 없고 밋밋해 보입니다. 그래서 패여 있는 중앙 안면부에 볼륨을 주기 위해 여러 방법이 시행되고 있는데, 모 원장님께서는 양악수술의 Le Fort I Osteotomy 방법은 절골선이 낮아 중안면부를 증강시킬 수 없다고 자꾸 이물질로 된 보형물을 넣으라고 하십니다.

그러나 Le Fort I Osteotomy는 절골선의 높낮이와 방향 등을 변경함으로써 중앙 안면부 보강에 매우 유용한 방법입니다. 중앙 안면부를 보강시키는 유일한 방법이 양악수술입니다. 물론 양악수술을 한 번도 해보지 않은 의사의 재미있는 이야기였습니다.

하악수술의 경우, SSRO(Sagittal Split Ramus Osteotomy)와 IVRO(Intraoral Vertical Ramus Osteotomy)라는 두 가지 방법이 있습니다. 이 중 SSRO는 신경이 노출될 수 있어 감각 이상이 일어날 수 있는 단점이 있지만, 뼈의 유합이 안정적이고 악간 고정을 시행하지 않아도 된다는 큰 장점이 있습니다. 최근 수술 기술의 발달로 신경 손상의 빈도는 0.1% 이하로 줄어들어 SSRO를 받으셔도 신경 손상에 대한 걱정은 거의 없습니다. SSRO 시 신경 손상을 줄이기 위해 제가 개발하여 국제 학술지에 발표한 수술법인 Manual Twist Technique을 사용하면 신경 손상은 거의 발생하지 않습니다.

반면, IVRO는 신경이 노출되거나 손상될 염려는 없지만, 뼈의 유합 면이 좁아 뼈 유합의 안정성이 SSRO에 비해 현저히 떨어집니다. 또한, 별도의 뼈 고정을 하지 않기 때문에 뼈의 유합을 위해 위턱과 아래턱을 움직이지 않게 묶어 놓는 악간 고정을 해줘야 하는 단점이 있습니다.

두 가지 방법 중 어느 방법이 절대적으로 우위에 있다고는 할 수 없으며, 환자의 상황에 따라 적절한 방법을 선택해야 합니다.

두 가지 방법을 요약하면 다음과 같습니다.

SSRO

- 의사가 수술하기 까다로운 방법이지만 환자에게는 편안한 방법입니다.

IVRO

- 의사는 편한 방법이지만 환자는 악간 고정을 해야 하므로 힘든 방법입니다.

재미있는 이야기입니다. 일본인 환자 한 분께서 저에게 양악수술을 받기로 하셨는데, 수술 당일 나타나지 않으셨습니다. 양악수술은 2-3시간 사이에 끝나는 짧은 수술이지만, 수술 후에는 녹초가 되기 때문에 양악수술이 있는 날에는 다른 수술을 아예 잡지 않습니다. 즉, 양악수술은 하루에 한 케이스만 합니다. 그런데 수술 당일에 환자분이 나타나지 않아서 하루를 그냥 공쳤습니다.

그로부터 이틀 후 한밤중에 저희 병원 일본 실장님에게서 긴급한 전화가 걸려왔습니다. 환자분이 다른 병원에서 양악수술을 받으셨는데, 악간고정을 해놓아서 숨을 쉴 수 없다고 살려달라고 연락이 온 것이었습니다. 환자분은 죽기 직전이었고, 수술한 병원은 연락이 되지 않아 너무 급한 마음에 저희 병원 실장님에게 SOS 전화를 한 것입니다. 저는 수술한 지 얼마 되지 않았기 때문에 원래 수술한 병원으로 가는 게 좋다고 했으나, 착한 우리 일본 실장님은 환자분이 지금 죽기 직전이라며 대학병원에 연결해달라고 부탁했습니다. 그래서 저희와 연계되어 있는 대학병원 응급실에 연락을 하고 환자분을 보내드렸습니다.

양악수술 후 악간고정은 단순한 고정이 아닙니다. 수술 후 입안이 부어서 터질 것 같은데, 위턱과 아래턱을 철사나 고무줄로 묶어 놓는다는 것은 상상하기도 싫습니다. 그 위험성은 말할 것도 없습니다.

그럼 양악수술은 안면윤곽수술과 어떻게 다를까요?

양악수술은 위턱과 아래턱의 수평적인 변화뿐만 아니라 수직적인 변화까지, 즉 위아래 턱의 상하, 좌우, 전후 이동을 가능하게 하는 수술입니다. 이는 얼굴형을 자유자재로 변화시킬 수 있는 수술입니다.

반면, 사각턱수술, 광대수술, 턱끝수술과 같은 안면윤곽수술은 얼굴을 정면에서 바라봤을 때 얼굴의 가장자리 윤곽 라인, 즉 얼굴의 테두리만을 변화시키는 수술입니다.

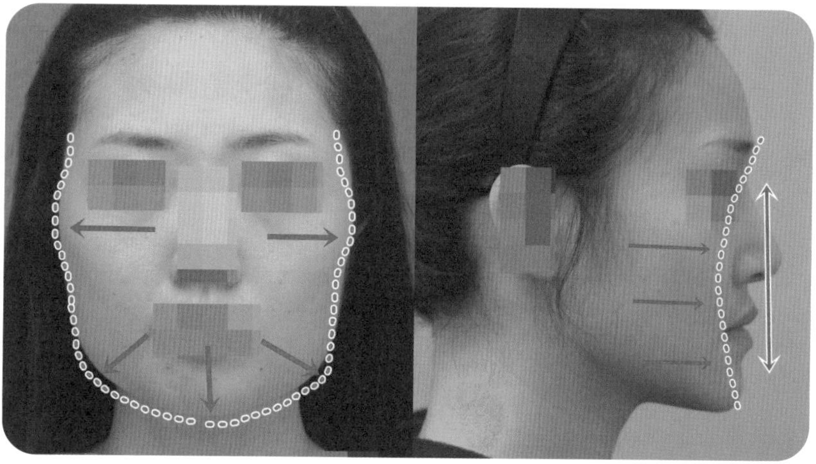

**안면윤곽수술(왼쪽)과 양악수술(오른쪽)이 변화시키는 얼굴 부위 및 모양 -**
안면윤곽수술은 얼굴의 테두리 라인만을 변화시키고, 양악수술은 얼굴뼈의 상하, 좌우 및 전후 모양을 모두 변화시킵니다.

## 양악수술은 언제 하나요?

양악수술이 필요한 경우는 주걱턱, 중심축이 휘는 안면비대칭, 하악왜소증, 중증 수면무호흡증, 그리고 미용적인 프로필 교정이 필요한 경우입니다.

### ① 주걱턱 교정을 위한 양악수술

주걱턱은 의학적으로 하악전돌증(Prognathism)이라고 불립니다. 제3급 부정교합이 있는 경우 하악전돌증으로 정의하지만, 임상적으로는 부정교합의 유무와 상관없이 아래턱이 발달된 상태를 의미합니다.

주걱턱이 있을 때 환자들은 경미한 경우 "턱이 살짝 나왔다" 혹은 "얼굴이 길다" 등의 증상을 호소합니다. 부정교합을 동반한 심한 주걱턱의 경우 얼굴이 넓고 길어지며, 발음이 새어 뚜렷하지 않고 저작기능에 문제가 생겨 소화가 잘 안 되는 상황까지 호소할 수 있습니다.

이러한 주걱턱을 교정할 때는 턱끝수술을 포함한 윤곽수술을 할 수 있고, 나온 아래턱만 집어넣는 하악수술을 할 수 있으며, 위아래 턱을 동시에 교정하는 양악수술을 할 수 있습니다. 이들 방법 중 가장 이상적인 얼굴형을 만드는 방법은 양악수술입니다. 물론 턱끝수술 같은 안면윤곽수술이나 하악수술도 할 수 있지만, 이들 방법은 아래턱만 줄이거나 집어넣을 뿐 얼굴의 전체적인 프로필을 교정해주지 않아 미용적으로 큰 효과가 없습니다.

반면, 양악수술은 나온 주걱턱을 집어넣는 효과뿐만 아니라 위턱을 전진하거나 회전시킴으로써 입체감 있는 얼굴, 작은 얼굴을 만들어줍니다. 즉, 프로필을 입체감 있게 볼록한 모양으로 만들어 미용적으로 완벽한 얼굴형을 만드는 수술입니다.

즉 교합이 정상이고 주걱턱이 경미한 경우에는 사각턱축소술과 턱끝축소술을 동시에 시행하는 안면윤곽수술로 교정이 가능하지만, 중등도 이상의 주걱턱이거나 부정교합을 동반한 경우에는 교합을 맞춰주고 미용적으로도 작은 얼굴, 입체감 있는 얼굴을 만들기 위해 양악수술을 받아야 합니다.

***주걱턱 교정에 대한 자세한 내용은 뒤편에 "가장 흔한 얼굴뼈 증상별 수술법 이야기 - 주걱턱 시리즈"에서 자세히 설명 드립니다.***

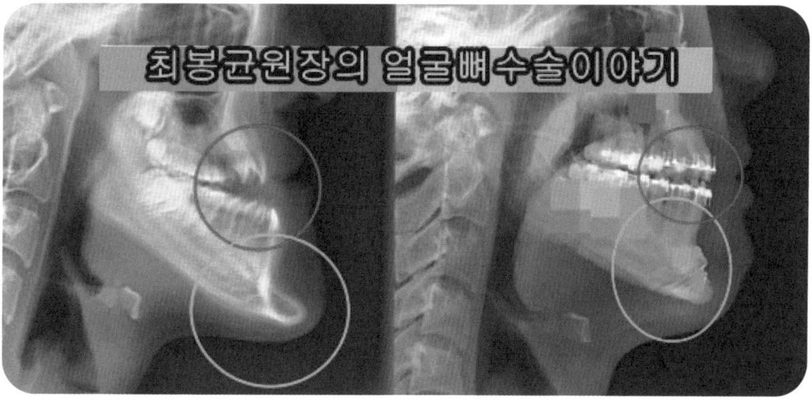


주걱턱 교정을 위한 양악수술 전후 -
전방 개구를 포함한 제3급 부정교합 교정을 위해 양악수술과 턱끝축소수술을 동시에 시행하기 전후 엑스레이

### ② 안면비대칭 교정을 위한 양악수술

안면비대칭의 기준은 매우 다양합니다. 연부조직인지 골조직인지, 얼굴의 수평적인 길이가 차이가 나는지, 얼굴의 수직적인 길이가 차이가 나는지 등 여러 기준에 의해 비대칭을 정의할 수 있습니다. 이 중 기능적으로 문제가 되는 비대칭은 얼굴 좌우의 수식적인 길이 차이가 있는 비대칭입니다. 이는 얼굴의 중심축이 휘는 현상으로 나타나며, 환자들은 턱끝이 한쪽으로 돌아가 있고 입꼬리가 한쪽이 올라가 있으며, 눈동자의 높낮이가 다르다고 호소합니다.

얼굴의 중심축이 휘는 안면비대칭은 교합면과 턱관절에 영향을 줄 수 있기 때문에 반드시 얼굴 중심축을 바로잡아주는 근본적인 치료가 필요합니다. 이렇게 얼굴 중심축을 바로잡는 근본적인 치료는 양악수술입니다. 얼굴 중심축이 휘었다는 사실은 좌우의 위턱과 아래턱의 수직적인 길이가 모두 비대칭이라는 것을 의미하기 때문에, 양악수술을 통해 위턱과 아래턱의 좌우 수직적인 길이를 맞춰야 합니다.

얼굴 중심축이 휘는 안면비대칭은 양악수술을 통해 교정해야 하며, 잘못된 진단으로 단순히 안면윤곽수술을 받으면 안면비대칭도 교정되지 않고 턱관절의 기능적인 문제도 효과 없이 악화되어 결국 저를 찾는 경우가 많습니다. 항상 말씀드리지만 정확한 진단이 매우 중요합니다. 얼굴 중심축이 휘는 안면비대칭은 반드시 근본적인 치료인 양악수술을 받아야 합니다.

안면비대칭의 경우, 수술 후 재발이 흔합니다. 즉, 안면비대칭이 다시 생기는 경우가 많은데 이를 예방하기 위해서는 안면비대칭이 심한 경우 아래턱의 휘어진 방향의 절골선(SSRO 혹은 BSSO) 사이에 뼈를 이식해주는 골간 골 이식(Interpositional Bone Graft)을 시행해야 합니다.

***안면비대칭 교정에 대한 자세한 내용은 뒤편에 "가장 흔한 얼굴뼈 증상별 수술법 이야기 - 안면비대칭 시리즈"에서 자세히 설명드립니다.***

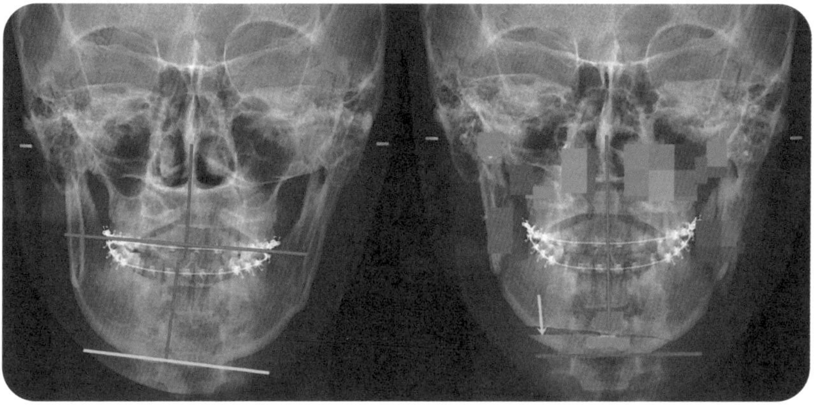

**안면비대칭 교정을 위한 양악수술 전후 -**
좌우 상하악의 수직적인 길이의 비대칭으로 인해 휘어져 있던 얼굴 중심선이 수직으로 반듯해졌고, 기울었던 교합면도 수평이 된 환자의 전후 엑스레이 사진

### ③ 심한 무턱 교정을 위한 양악수술

무턱이란 턱이 작거나 뒤로 들어가 있는 경우를 말합니다. 무턱 치료 방법으로는 가장 흔히 실리콘 같은 보형물을 넣거나 간단한 턱끝전진술을 생각할 수 있습니다. 보형물 수술도 20분 정도 소요되고, 턱끝전진술도 20분 정도 소요되므로 간단한 수술로 무턱을 해결하려고 합니다.

그런데 무턱과 관련된 증상 5가지가 있습니다. 이를 재미있는 용어로 "무턱 증상 5형제"라고 표현하는데, 첫 번째는 안면비대칭, 두 번째는 부정교합, 세 번째는 기도가 좁아져서 생기는 질환(예를 들면 코골이나 수면무호흡증), 네 번째는 심한 돌출입, 다섯 번째는 턱관절 질환입니다. 이 5가지가 복합적으로 나타나는 심한 무턱의 경우, 일반적인 턱끝전진술이나 보형물 수술을 시행할 경우 기능적인 효과도 없고 미용적인 효과도 없습니다.

무턱 증상 5형제가 같이 나타나는 대표적인 예가 하악왜소증인데, 이 경우 심한 무턱과 심한 돌출입 같은 미용적인 문제뿐만 아니라 기도가 좁아서 수면무호흡 혹은 코골이 같은 기도 질환, 부정교합 및 턱관절 질환 등의 기능적인 문제를 가지고 있는 경우가 대부분입니다. 이 경우 미용적인 효과뿐만 아니라 기능적인 효과를 얻기 위해서는 양악수술을 시행해야 합니다. 특히 기도 질환과 심한 돌출입이 동시에 있는 경우에는 양악수술과 돌출입수술을 동시에 진행하기도 합니다. 즉, 양악수술을 통해서 위아래턱을 앞으로 전진시켜 기도를 넓혀주고, 돌출입수술을 통해 심하게 돌출된 입을 교정하게 됩니다. 위턱은 3-4

조각을 내고, 아래턱은 경우에 따라 4-5조각을 내어 무턱 증상 5형제를 교정하게 됩니다.

***무턱 교정에 대한 자세한 내용은 뒤편에 "가장 흔한 얼굴뼈 증상별 수술법 이야기 - 무턱 시리즈"에서 자세히 설명드립니다.***

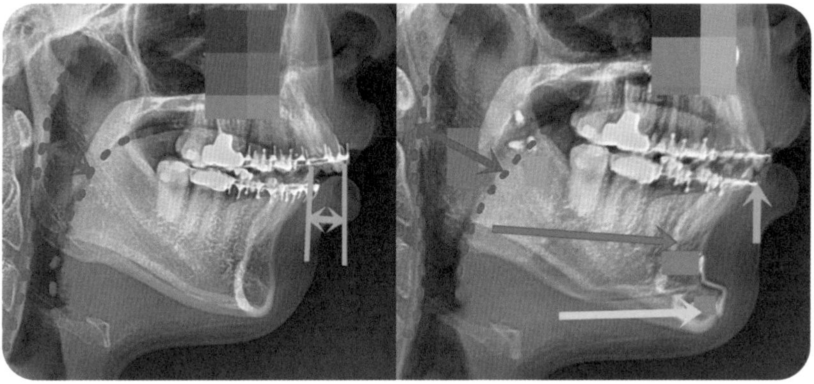

**무턱 및 부정교합 교정을 위한 양악수술 전후 -**
상하악전진 양악수술로 교합이 정상화 되고 기도가 넓어진 모습(파란색화살표)

### ④ 수면무호흡 교정을 위한 양악수술

기도가 좁아져서 코골이가 심하거나 수면무호흡이 있는 경우, 그 원인을 찾아 해결하는 치료를 하게 됩니다. 수면무호흡증의 원인은 여러 가지가 있는데, 그 중 얼굴의 골격과 관련된 경우에는 위턱과 아래턱을 앞으로 전진시키는 상하악전진술(MMA; Maxillo-Mandibular Advancement)을 통해 기도를 넓혀줍니다. 기도가 좁아진 원인이 골격이 아니더라도, 수면무호흡증의 여러 치료 방법에도 불구하고 치료되지 않는 난치성 수면무호흡의 궁극적인 치료법으로 상하악전진술(MMA)을 추천하기도 합니다. 즉, 해결되지 않는 수면무호흡증의 궁극적인 치료 방법으로 양악수술이 시행됩니다.

다만, 상하악전진술을 한 결과 입이 너무 나와 미용적으로 돌출입이 되는 경우가 있습니다. 이럴 때는 상하악전진술(양악수술)과 함께 돌출입수술을 같이 시행하여 나온 입을 넣어줍니다. 상하악전진술로 기도를 넓혀주고, 돌출된 입은 돌출입수술로 교정합니다. 수면무호흡증 치료의 경우 양악수술을 단독으로 시행하는 것보다 양악수술(상하악전진술)과 돌출입수술을 같이 하는 경우가 더 많습니다.

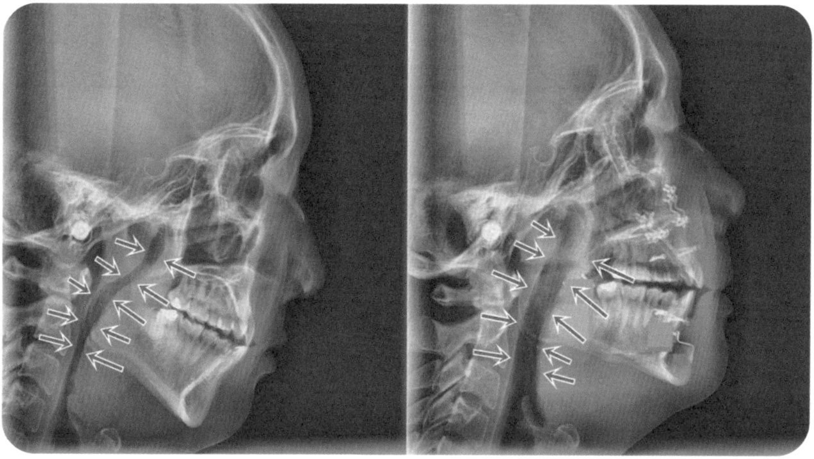

**중증 수면무호흡증 치료를 위한 양악수술 전후 -**
다른 방법으로 치료되지 않았던 중증 수면무호흡증을 치료하기 위해 상하악전진술을 시행한 후 기도(파란색 화살표)가 넓어진 환자의 양악수술 전후 엑스레이

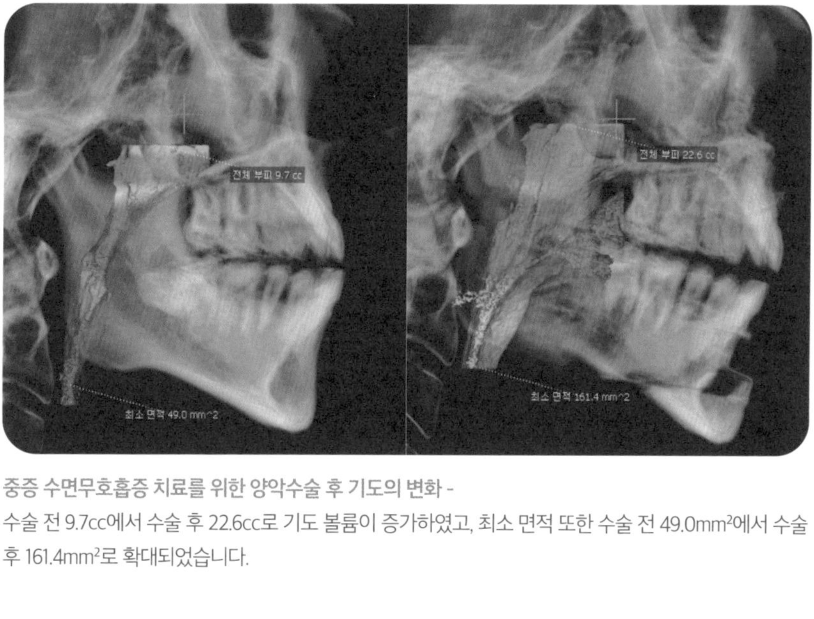


**중증 수면무호흡증 치료를 위한 양악수술 후 기도의 변화 -**
수술 전 9.7cc에서 수술 후 22.6cc로 기도 볼륨이 증가하였고, 최소 면적 또한 수술 전 49.0$mm^2$에서 수술 후 161.4$mm^2$로 확대되었습니다.

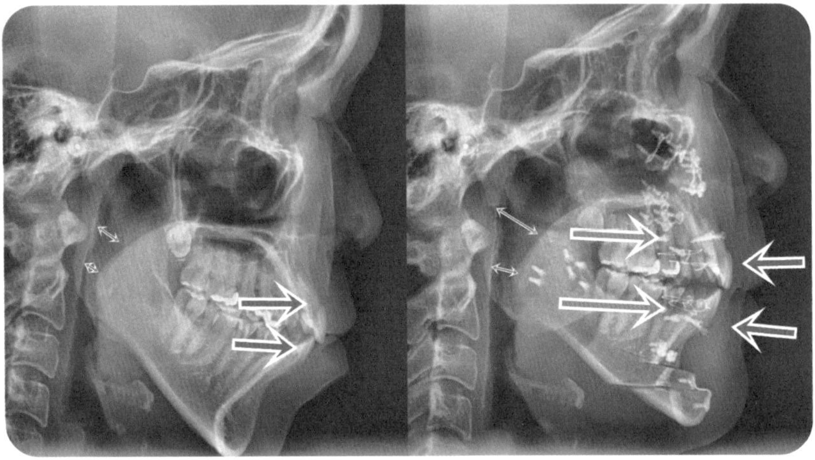

**코골이가 있는 심한 무턱과 돌출입이 같이 있는 경우 양악수술 + 돌출입수술 동시 시행 -**
양악수술(상하악전진술, 보라색 화살표)로 기도는 넓어지고(빨간색 화살표), 돌출입수술로 돌출되었던 입은 들어간 모습(파란색 화살표)

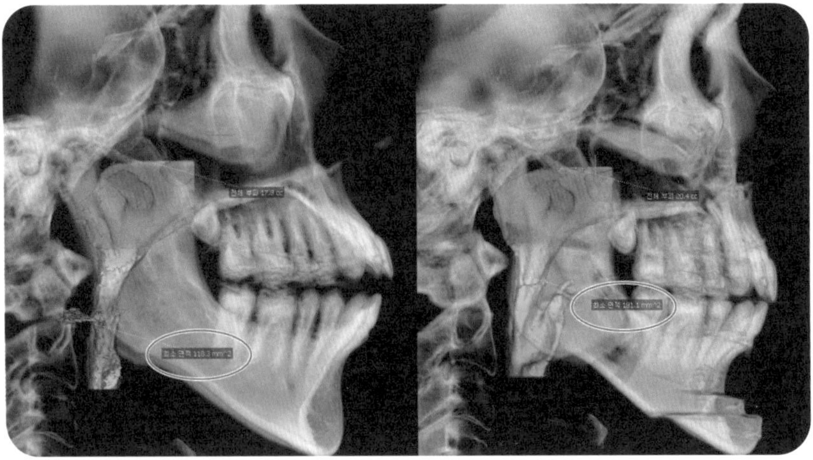

**양악수술과 돌출입수술 동시 시행 후 기도의 변화 -**
양악수술과 돌출입수술을 동시에 시행한 후, 돌출입수술로 입은 들어갔지만 양악수술(상하악전진술)로 기도는 넓어졌습니다. 기도의 최소 면적이 118mm²에서 181mm²로 넓어짐

### ⑤ 프로필교정을 위한 양악수술

앞서 "잘못된 진단으로 인해 고통받는 사람들" 이야기에서도 설명드렸지만, 성형외과의 경우 외형을 주로 보는 학문이기 때문에 특히 미용성형 분야에서는 잘못된 진단이나 오진이 존재하기 어렵습니다. 그러나 유독 오진이 흔히 발생하는 분야가 얼굴 뼈 분야이고, 그중에서도 오진이 가장 많은 분야가 바로 악교정 수술 분야입니다. 양악수술을 통해 교정을 해야 하지만, 양악수술에 대한 이해도가 낮고 난이도가 높다 보니 안면윤곽수술이나 다른 가벼운 대체 수술을 시행합니다. 이러한 대체 수술을 받음으로써 효과가 없거나 역효과가 나서 오히려 수술 후 얼굴이 더 안 예뻐진 경우가 많습니다.

최근 저희 병원의 경우, 양악수술의 절반 정도는 잘못된 진단으로 안면윤곽수술을 받고 효과가 없거나 역효과로 양악수술을 다시 받는 경우입니다. 잘못된 진단으로 안면윤곽수술을 받고 나서 양악수술을 다시 받는 가장 흔한 경우는 프로필 교정과 안면비대칭 교정입니다.

프로필이란 사람을 옆에서 봤을 때 이마에서 코, 입술, 턱끝까지 이어지는 얼굴 옆 라인을 말합니다. 프로필 라인이 볼록할 때 우리는 "얼굴이 입체적이다, 동안스럽다, 작다, 귀엽다"라는 표현을 사용합니다. 그러나 프로필이 일자로 밋밋하거나 접시처럼 패여 있는 경우, 얼굴이 길고 평면적으로 보이며 너부데데한 큰 얼굴형이 됩니다.

이렇게 입체감 없이 너부데데하고 밋밋한 얼굴 형에는 얼굴의 테두리만을 바꾸어 주는 안면윤곽수술이 아니라, 프로필을 교정하여 볼록하고 입체감 있는 얼굴형을 만들어주는 양악수술이 필요합니다. 얼굴 프로필이 밋밋하거나 접시처럼 패여 있는 상태에서 안면윤곽수술을 받게 되면 얼굴이 더 길어 보이고 깔때기 같은 얼굴형이 됩니다. 그래서 결국 저를 찾아오시고 양악수술을 다시 받으십니다.

특히 동북 아시아인의 경우 프로필 자체가 밋밋한 경우가 많기 때문에, 안면윤곽수술을 받아야 하는 얼굴형인지 양악수술을 받아야 하는 얼굴형인지 정확한 진단이 매우 중요합니다. 프로필 교정을 위해서는 양악수술을 받아야 합니다.

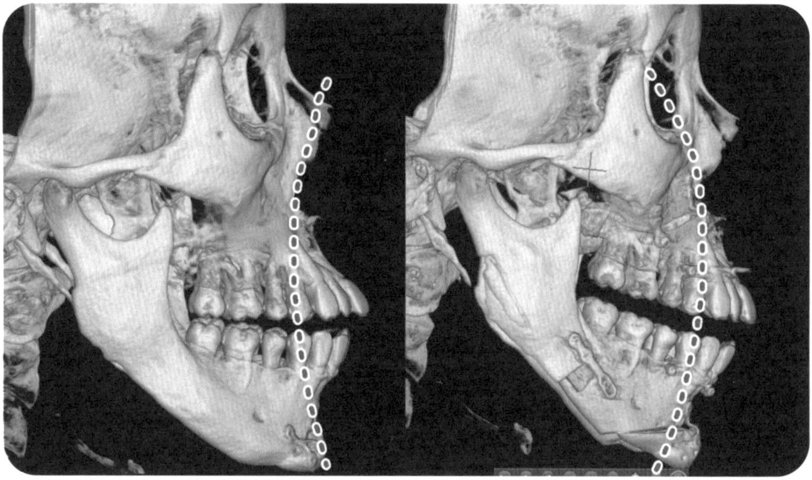

**프로필 교정을 위한 양악수술 전후 -**
잘못된 진단으로 잘못된 수술(안면윤곽수술)을 받은 후 역효과로 인해 재수술(양악수술)을 받은 경우입니다. 접시 모양으로 패였던 얼굴 프로필(파란색 점선)이 볼록하게 변하여, 밋밋하고 너부데데한 얼굴형이 입체감 있는 작은 얼굴로 변한 모습입니다.

# 양악수술 부작용은 어떤게 있나요?

### ① 하치조신경 손상에 의한 아래턱 감각 저하

양악수술 부작용 중 가장 많이 알려져 있고 환자들이 가장 두려워하는 부작용은 하치조신경(Inferior Alveolar Nerve) 손상에 따른 아래턱의 감각 저하입니다. 삼차신경의 가지인 하치조신경은 아래턱뼈 속을 지나 턱끝구멍으로 나오면서 턱끝신경으로 이름이 변합니다. 그런데 아래턱뼈 속에 위치한 하치조신경이 아래턱뼈를 절골하는 과정에서 손상을 받을 수 있습니다.

다만, 제가 이미 오래전에 British Journal of Oral and Maxillofacial Surgery라는 국제학술지(SCI 저널)에 하치조신경 손상 예방 방법을 개발하여 발표했습니다. Manual Twist Technique이라는 수술 방법으로 양악수술 시 하치조신경 손상은 더 이상 발생하지 않습니다. 심지어 양악 재수술 시에도 하치조신경 손상은 발생하지 않습니다.

재미난 이야기 하나입니다.

한 환자분께서 양악 재수술을 받기 위해 저를 찾아오시기 전에 다른 병원을 방문하였습니다. 그렇지 않아도 양악 재수술 시 신경 손상 가능성이 높은데, 이 환자분의 경우 첫 수술로 인해 설상가상으로 하치조신경이 뼈 바깥으로 노출된 상태였습니다. 그 병원 원장님께서는 환자분에게 신경이 100% 손상될 수 있으니, 신경 손상이 되어도 좋다는 각서를 써와야만 수술을 해줄 수 있다고 하셨습니다. 그래서 결국 여러 차례 검색을 통해 저를 찾아오셨는데, 저는 이 환자분의 하치조신경을 온전히 보존한 상태로 양악 재수술을 마쳤습니다.

환자분께서 너무 걱정히셔서 신경이 온전하게 보존된 사진을 찍어 수술 후 보여드렸습니다. 제가 개발하여 국제학술지에 발표한 Manual Twist Technique으로 수술을 시행하면 첫 수술이든 재수술이든 더 이상 하치조신경 손상은 발생하지 않습니다. 다만 신경이 손상되지 않더라도 아래턱을 넣고 빼는 과정에서 신경이 일시적으로 늘어나거나 구부러지면서 일시적인 감각 저하는 발생할 수 있습니다. 그러나 완전한 하치조신경 절단이나 손상으로 인한 영구적인 감각 저하는 이제 일어나지 않습니다. 하치조신경 손상에 의한 아래턱 감각 소실에 대한 걱정 없이 양악수술을 받으십시오.

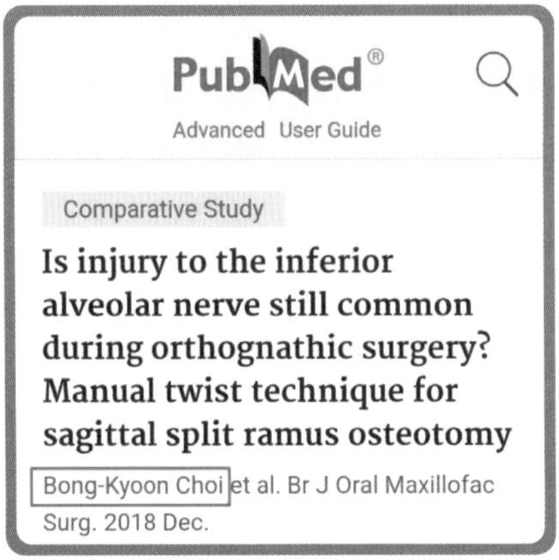
PubMed®
Advanced User Guide

Comparative Study

**Is injury to the inferior alveolar nerve still common during orthognathic surgery? Manual twist technique for sagittal split ramus osteotomy**

Bong-Kyoon Choi et al. Br J Oral Maxillofac Surg. 2018 Dec.

국제학술지(SCI저널)인 British Journal of Oral and Maxillofacial Surgery에 발표한 논문 -
양악수술 시 하치조신경 손상 예방을 위해 제가 개발한 Manual Twist Technique을 소개한 논문

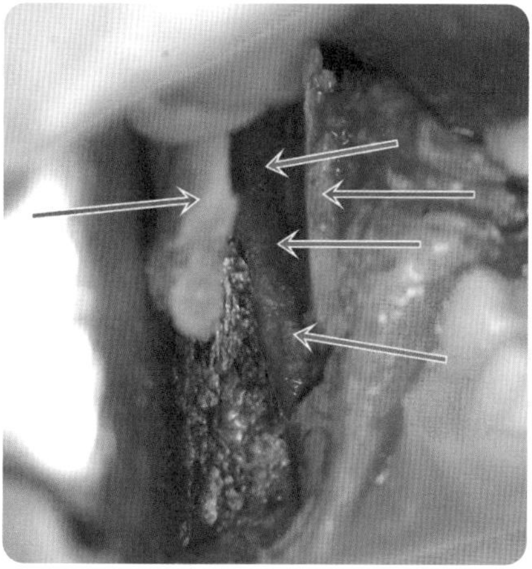

양악 재수술 시 온전하게 보존된 하치조신경 - 하치조신경(빨간색 화살표)이 뼈 밖으로 노출되고 신경의 위치 또한 하악수술 절골선상(파란색 화살표)에 위치하여 신경 손상이 100% 예상되었음에도 불구하고, Manual Twist Technique을 사용하여 신경이 온전하게 보존된 사진

또한 잘못된 진단으로 안면윤곽수술인 사각턱수술을 받고 효과가 없거나 역효과로 인해 양악수술을 다시 받는 경우가 급증하고 있습니다. 이 경우 사각턱뼈의 절골 혹은 피질 절골로 인해 하치조신경의 상대적인 해부학적 변화로 일반적인 양악수술(SSRO)을 진행할 경우 하치조신경 손상 확률이 첫 양악수술에 비해 10배 늘어납니다.

이처럼 안면윤곽수술(사각턱수술) 후 양악수술(SSRO)을 받을 경우에도 신경 손상이 되지 않는 수술 방법을 제가 개발하여, 성형외과학의 가장 권위 있는 국제학술지인 Plastic and Reconstructive Surgery(SCI 저널)에 발표하였습니다.

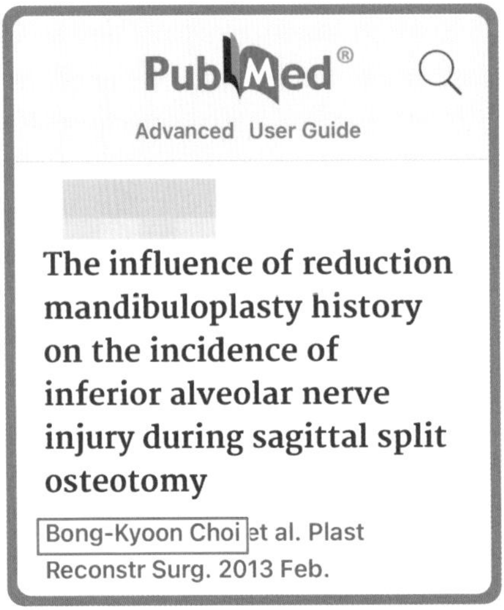
PubMed®
Advanced User Guide

**The influence of reduction mandibuloplasty history on the incidence of inferior alveolar nerve injury during sagittal split osteotomy**

Bong-Kyoon Choi et al. Plast Reconstr Surg. 2013 Feb.

국제학술지(SCI저널)인 Plastic and Reconstructive Surgery에 발표한 논문 - 안면윤곽수술인 사각턱수술 후 양악수술(SSRO)을 받는 경우, 과거 사각턱수술의 영향으로 하치조신경 손상이 첫 양악수술 시보다 10배 증가하며, 이 경우 신경 손상을 예방하기 위한 수술 방법을 연구하고 제시한 논문

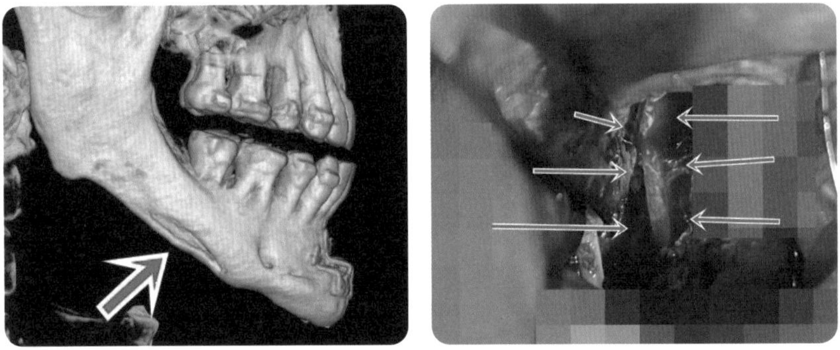

안면윤곽수술 후 하치조신경관 노출 -
안면윤곽수술 후 설상가상으로 하치조신경까지 노출이 되어(왼쪽 사진의 빨간색화살표) 양악수술 시 하치조신경손상은 10배이상으로 증가한다는 연구결과가 도출되었습니다. 이 경우에도 신경 손상을 예방할 수 있는 방법을 이용하여 신경이 온전히 보존된 모습(오른쪽 사진)

### ② 출혈

양악수술 후 발생할 수 있는 여러 부작용 중 생명과 직결되는 부작용은 출혈입니다. 특히 대량 출혈이 문제입니다. 대량 출혈을 일으킬 수 있는 대표적인 혈관은 아래턱의 경우 안면동맥(Facial artery)이고, 위턱의 경우 상악동맥(Maxillary artery)의 분지들입니다. 대량 출혈을 예방하기 위해서는 이러한 혈관 해부학을 완벽하게 숙지한 후 수술에 임해야 합니다. 그러나 완벽하게 숙지하고 있더라도 사람마다 혈관의 위치가 모두 다르기 때문에, 출혈이 발생했을 때 어떤 혈관인지 즉각적으로 예측하고 지혈해야 합니다.

이러한 출혈을 예방하기 위한 방법과 양악수술 시 출혈로 인해 수혈이 꼭 필요한지에 대한 논문을 제가 Journal of Oral and Maxillofacial Surgery라는 국제 학술지(SCI 저널)에 발표했습니다. 특히 상악을 후진할 때 대량 출혈을 예방할 수 있는 수술 방법을 소개했습니다.

최근에는 수술 기술이 더욱 발달하여 혈색소, 즉 Hb 수치가 첫 양악수술의 경우 1-2g/dL, 양악 재수술의 경우 2-3g/dL 정도 감소하는 것으로 연구 결과가 나왔습니다. 따라서 최근에는 수술 전 혈색소(Hb) 수치가 10.0g/dL 이상이면 수혈을 하는 경우는 거의 없습니다. 즉, 첫 번째 양악수술의 경우 빈혈이 아니라면 수혈을 하지 않고 있습니다.

이처럼 대량 출혈을 예방하기 위한 여러 방법들이 연구되고 있으며, 대량 출혈의 원인이 밝혀져 있기 때문에 해부학을 제대로 숙지하고 수술에 임한다면 대량 출혈을 예방할 수 있습니다. 따라서 흔히 말하는 "목숨을 걸고 양악수술을 받는 경우"는 없습니다.

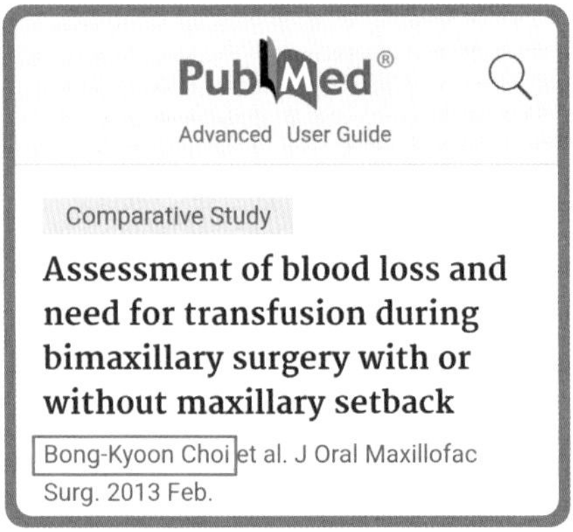


국제학술지(SCI저널)인 Journal of Oral and Maxillofacial Surgery에 발표한 논문 -
양악수술 과정에서 상악 후진 시 대량 출혈을 예방하기 위해 제가 개발한 수술 방법을 소개하고, 수혈이 필요한지를 연구 발표한 논문

### ③ 안면마비

얼마 전에 한 양악수술 환자의 이야기가 뉴스 메인을 장식했습니다. 바로 양악수술 후 발생한 안면마비였습니다. 우리가 흔히 구안와사라고 부르는 이 상태는 얼굴 한쪽에 움직임이 없고 마비가 된 경우입니다. 원인은 수술 과정에서 안면신경이 손상을 받거나 바이러스 감염 등이 있을 수 있습니다. 양악수술 과정에서는 자칫 잘못하면 안면신경이 손상을 받을 수 있는 상황이 발생할 수 있습니다.

그래서 저는 양악수술 과정 중 안면마비를 야기할 수 있는 원인과 메커니즘을 정확히 분석하고, 안면마비가 온 후 예후를 분석한 논문을 Journal of Oral and Maxillofacial Surgery라는 국제학술지(SCI 저널)에 발표했습니다. 양악수술(하악수술, SSRO 혹은 BSSO) 시 해부학적인 특성상 안면신경을 손상시킬 수 있는 과정이 있지만, 그 과정에서 주의를 기울인다면 아주 엄하게 수술하지 않는 한 안면마비는 발생하지 않습니다. 설사 안면마비가 발생하더라도 6개월 안에 모두 회복된다는 내용이었습니다.

즉, 해부학을 완전히 숙지하고 기존의 수술 방식을 준수한다면 영구적인 안면마비는 일어나지 않습니다. 안면마비를 일으키는 해부학적인 특징도 제 논문에 자세히 언급되어 있으니 참고하시기 바랍니다.

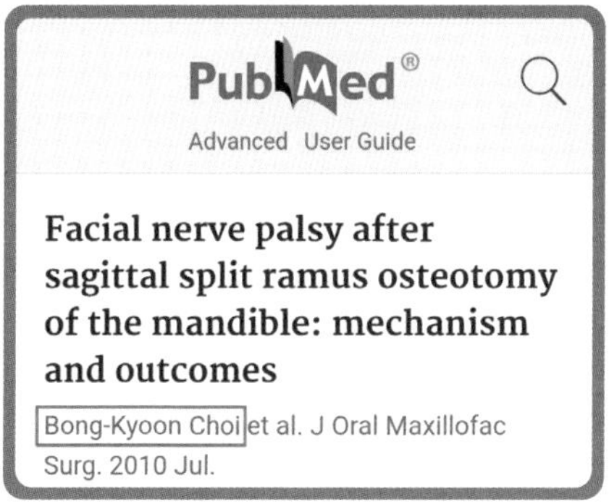


국제학술지(SCI저널)인 Journal of Oral and Maxillofacial Surgery에 발표한 논문 - 양악수술과정에서 하악수술 시 안면마비가 오는 기전과 예후를 연구 발표한 논문

### ④ 턱밑 계단 혹은 이차각

양악수술 후 발생할 수 있는 부작용 중 기능적인 부분이나 생명과 직접적인 관련이 없지만, 환자들이 성가시게 여기는 경우가 있고, 이를 매우 심각한 양악수술의 폐해로 지적하는 의사들도 있어 설명을 드립니다. 양악수술 후 발생하

는 턱밑 계단 혹은 이차각에 관한 이야기입니다.

사실, 이를 부작용이라고 말하기는 어렵습니다. 왜냐하면 뼈를 절골하면 절골 부위에는 필연적으로 뼈 흡수가 발생합니다. 또한 양악수술은 골격을 급격하게 변화시키는 수술로, 골격이 이동하거나 변하면 이동한 만큼, 혹은 변한 만큼 뼈에 단차 혹은 계단이 발생할 수밖에 없습니다.

"이 계단이 무서워서 양악수술을 안 받는다"거나 "이렇게 계단이 발생하니까 양악수술 받지 마라"고 얘기하는 것은 위암에 걸려 수술이 필요한데 "배에 흉터가 남으니까 위암 수술을 받지 말라"고 얘기하는 것과 같다고 말씀드립니다.

이 턱밑 계단 혹은 이차각은 수술자의 조치에 따라 오히려 더 자연스러운 각을 만들기도 합니다. 즉, 계단 중 없어져야 할 부분은 흡수가 되게 하고, 남아야 할 부분은 흡수가 되지 않게 하며, 심지어 뼈로 채워지게 조치를 취함으로써 보다 자연스러운 턱 라인을 만들 수 있습니다. 물론 이렇게 자연스러운 라인으로 변화시키기 위해서는 수술자의 경험과 노하우가 필요합니다.

그래서 부작용이라고 할 수는 없지만, 환자들이 걱정하는 이차각 혹은 턱밑 계단은 자연스럽게 리모델링 되니 걱정하지 않고 수술을 받으셔도 됩니다.

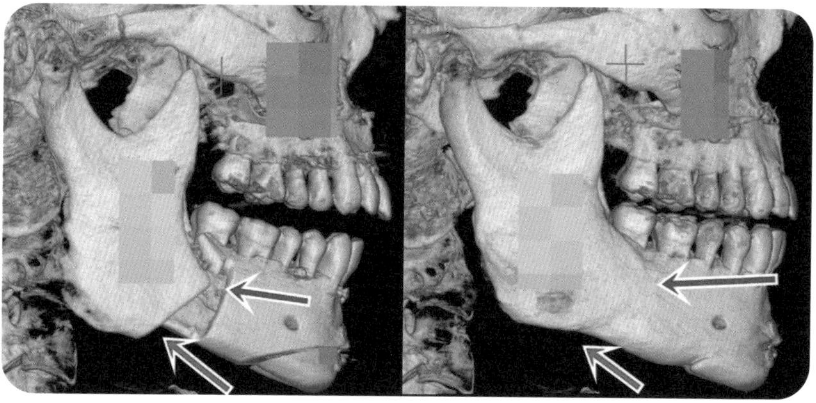

**양악수술 후 이차각, 턱밑 계단의 변화 -**
양악수술 후 이차각, 턱밑 계단의 변화 - 양악수술 직후 발생한 계단(빨간색 화살표)이 6개월 후 뼈 흡수가 되어 자연스러운 턱 라인이 되었고, 패였던 부위(파란색 화살표)는 뼈 생성으로 자연스러운 턱 라인으로 변한 모습

### ⑤ 양악수술 후 재발 및 회귀

주걱턱이나 안면비대칭의 경우, 양악수술을 통해 바르게 교정하더라도 습관이나 수술로 옮겨진 턱이 제자리로 돌아가려는 해부학적 회귀 현상이 있을 수 있습니다. 이로 인해 양악수술로 들어간 턱이 이전처럼 다시 나오거나 수술 전의 비대칭으로 회귀하는 경우가 있습니다. 이는 충분히 가능한 현상이며, 여러 논문에도 재발 혹은 회귀가 가능하다고 명시되어 있습니다.

다만, 각 원장님들마다 이러한 재발 혹은 회귀를 예방하기 위한 노하우를 가지고 계십니다. 특히 주걱턱의 경우, 턱에 부착되어 있는 수많은 저작 혹은 개구 근육들로 인해 회귀되는 경우가 많습니다. 하지만 최근 여러 기술의 발달로 이러한 재발 및 회귀는 매우 적은 비율로 줄었습니다. 저희 병원의 경우 4-5년에 한 분 정도 재발 회귀로 인한 주걱턱 재수술을 시행하고 있습니다.

이 경우 하악수술인 SSRO 혹은 BSSO만 시행하게 되며, 수술 시간은 30분 안팎으로 소요되고 양악수술보다 훨씬 수월하게 빨리 회복됩니다.

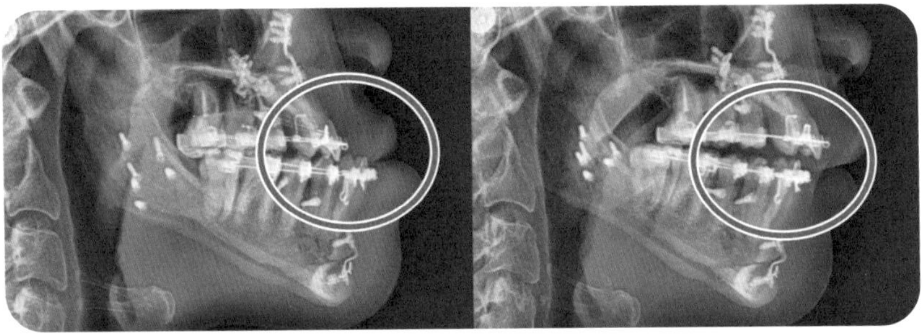

**주걱턱 교정을 위한 양악수술 후 하악 재발로 인한 재수술 -**
주걱턱 교정 양악수술 후 하악의 재발 회귀로 인해 재수술을 위한 치아 교정 후(왼쪽 사진)와 하악 재수술 후(오른쪽 사진)

# 양악
# 재수술

양악수술의 유행과 함께 양악수술로 인한 불만족 및 부작용 치료를 위한 양악 재수술 또한 급증하고 있습니다. 최근에는 수술 기술의 발달로 인해 수술 과정에서 발생하는 부작용으로 인한 재수술보다는 잘못된 진단이나 계획으로 인해 만족스럽지 못한 결과를 교정하기 위한 재수술이 많아지고 있습니다.

저는 양악재수술에 관해 국제 학술지(SCI저널)인 Journal of Cranio-Maxillofacial Surgery에 논문을 발표하였습니다. 이 논문은 양악재수술의 원인, 수술방법, 그리고 결과까지 종합적으로 정리한 것입니다.

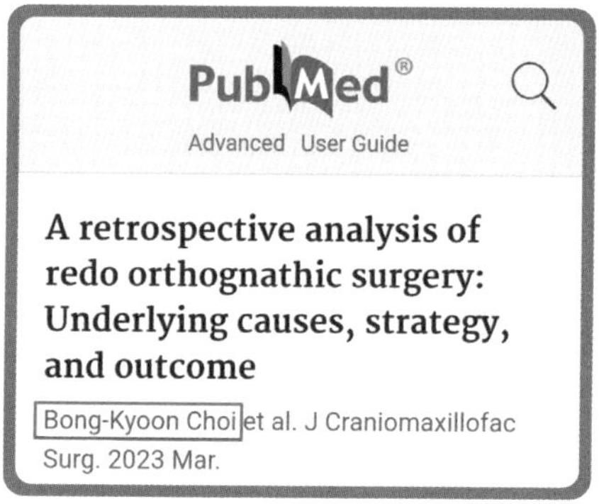
PubMed®
Advanced User Guide

**A retrospective analysis of redo orthognathic surgery: Underlying causes, strategy, and outcome**

Bong-Kyoon Choi et al. J Craniomaxillofac Surg. 2023 Mar.

국제 학술지인 Journal of Cranio-Maxillofacial Surgery에 발표한 논문 - 양악재수술의 원인, 수술방법 그리고 결과에 대해 연구 발표한 논문

최근 들어 저희 병원에서 시행하는 양악재수술의 주요 원인으로는 불만족스러운 프로필, 코골이나 수면무호흡증 같은 기도질환, 그리고 교정되지 못한 혹

은 재발한 안면비대칭이 있습니다. 이 세 가지가 주된 재수술의 원인입니다.

### ① 프로필 교정을 위한 양악 재수술

최근 증가하고 있는 양악재수술의 원인 중 하나는 불만족스러운 프로필입니다. 얼굴을 측면에서 바라봤을 때 이마에서 콧망울, 턱끝까지 이어지는 라인을 프로필이라고 합니다. 이 프로필 라인이 볼록해야 얼굴이 입체적이고 3차원적인 얼굴형이 되는데, 양악수술 후에도 프로필 라인이 일자이거나 패여 있어서 얼굴이 밋밋하거나 너부데데해 보이는 경우가 있습니다. 이러한 경우, 작고 입체감 있는 얼굴형을 만들기 위해 다시 양악재수술을 받는 경우가 늘어나고 있습니다. 이는 순수하게 미용 목적의 양악재수술입니다.

양악수술의 특징은 다른 수술들처럼 결과가 일정하지 않다는 점입니다. 양악수술을 집도하는 의사가 어떻게 진단하고, 어떻게 수술 계획을 세우고, 어떻게 수술을 진행하는지에 따라 같은 양악수술이라도 완전히 다른 결과가 나타나게 됩니다. 즉, 수술하는 의사에 따라 결과가 달라집니다. 따라서 양악수술 의사를 선택할 때에는 의사의 기술력뿐만 아니라 미용적인 감각도 고려해야 합니다.

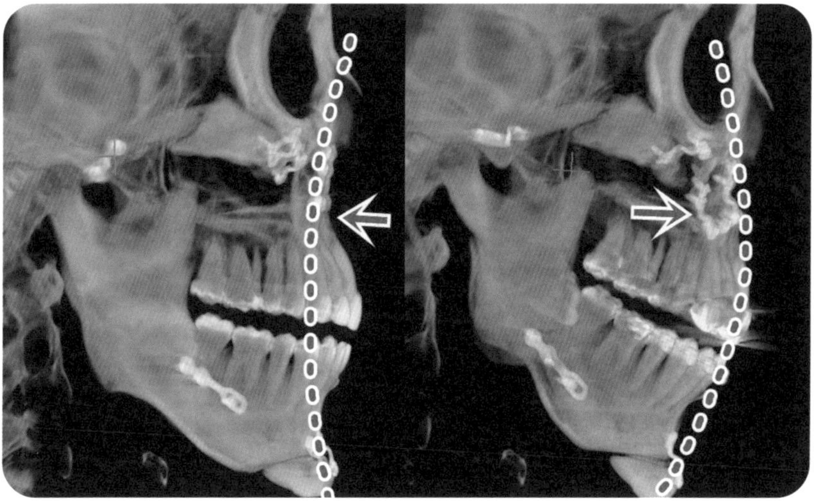

양악수술을 받았으나 프로필이 불만족스러워 시행한 양악재수술 -
양악수술 후 밋밋한 프로필(왼쪽 사진 점선)로 인해 얼굴이 길어 보이고 너부데데해 보여서 프로필 교정을 위한 양악재수술로 프로필이 입체감 있게 변한 모습(오른쪽 사진 점선)

### ② 양악수술 후 코골이, 수면무호흡 치료를 위한 양악재수술

최근 잘못된 진단으로 인해 나온 입을 집어넣기 위해 상하악을 과도하게 뒤로 이동시키거나, 중앙 안면부의 길이를 줄이기 위해 상악의 길이를 과도하게 축소하여 기도가 좁아짐으로 코골이와 심한 경우 수면무호흡증이 발생하는 경우가 많습니다. 양악수술 시 여러 요소를 고려해야 하는데, 그 중 가장 소홀히 다루는 부분이 기도(Airway)입니다. 상악을 뒤로 이동시키거나 상악의 길이를 줄일 때 반드시 기도를 고려해야 합니다. 상악을 평균적으로 3mm 이상 뒤로 이동시키거나 3mm 이상 축소할 경우 기도에 영향을 줄 수 있으므로, 이러한 상황에서는 단순 양악수술이 아닌 양악수술과 돌출입수술을 동시에 시행하여 기도가 좁아지는 부작용을 예방해야 합니다.

아래 환자는 양악수술 후 발생한 코골이로 인해 양악재수술을 받으신 분입니다. 양악재수술임에도 불구하고, 수술 직후 숨쉬는 것이 매우 편해져 전혀 힘들어하지 않으셨던 환자분의 전후 CT와 기도 변화 모습을 보여드립니다.

상하악이 과도하게 뒤로 들어간 경우 기도가 좁아져 코골이나 수면무호흡증이 발생할 수 있는데, 이때 상하악을 전진시키는 수술을 합니다. 하지만 단순 전진만 할 경우 입이 너무 돌출되어 미용적으로 불만족스러운 경우가 많습니다. 이 경우 돌출입 현상을 예방하기 위해 상하악을 단순히 전진시키는 것이 아니라, 전진과 동시에 상하악 회전을 함께 시행합니다. 그러나 회전으로 인해 기도가 좁아질 수 있으므로, 이를 보완하기 위해 이설근전진술과 턱끝전진술을 함께 시행하게 됩니다. 설명이 좀 어렵습니다.

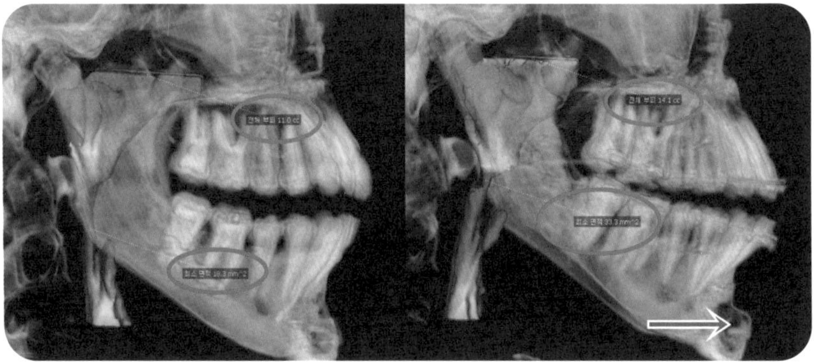

**양악수술 후 발생한 코골이 치료을 위한 양악재수술 -**
양악수술 후 코골이가 생겨 양악재수술(상하악전진 및 회전)과 상하악 회전에 따른 기도 좁아짐 현상을 예방하기 위해 이설근전진을 동반한 턱끝전진술(파란색 화살표)을 시행한 환자의 전후 CT

아래 환자는 코골이가 있어서 상악을 전진하였는데 단순히 전진함으로써 입이 돌출되고 기도 확장도 부족하여 저에게 양악 재수술과 돌출입수술을 동시에 시행받은 환자분의 CT입니다. 환자분께서는 코골이 치료와 함께 돌출입 치료도 동시에 해결하기를 원하셨기 때문에 상하악 전진을 하는 양악재수술과 돌출입수술을 동시에 진행해서 기도는 넓혀주고 돌출된 입은 들어가는 효과를 얻을 수 있습니다. 이 경우 위턱은 3-4조각, 아래턱은 4-5조각으로 절골하여 교정을 하게 됩니다.

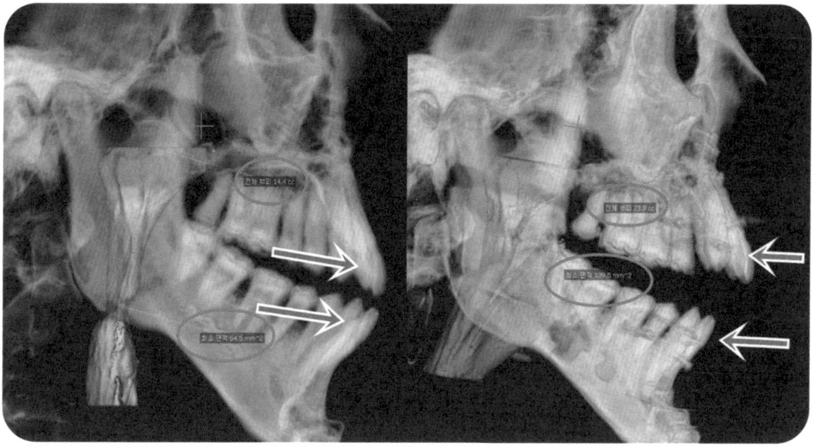

양악수술 후 발생한 코골이와 돌출입의 치료 -
양악수술 후 발생한 코골이와 돌출입을 동시에 치료하기 위해 상하악 전진술(양악재수술)과 돌출입수술을 동시에 시행하여 기도가 넓어지고(빨간 동그라미), 동시에 입이 들어간 모습(파란색 화살표)

### ③ 안면비대칭 치료를 위한 양악 재수술

안면비대칭의 종류 중 중심 축이 휘어 있는 비대칭은 턱관절이라는 기능적인 부분과 연관이 있습니다. 얼굴의 폭이 다른 비대칭 교정은 환자분들이 미용적으로 선택할 수 있지만, 얼굴의 중심 축이 휘는 비대칭은 반드시 양악수술을 통해 교정해야 합니다. 그런네 중심 축을 교정하다 보면 턱끝, 입꼬리, 치아 중심선 등의 비대칭이 부수적으로 발생하는 경우가 종종 있습니다. 이러한 부분까지 고려하여 수술하는 과정에서, 혹은 교정양이 부족하여 안면비대칭이 남아있거나 재발한 경우 양악 재수술을 하게 됩니다.

***안면비대칭 교정에 대한 자세한 내용은 뒤편에 "가장 흔한 얼굴뼈 증상별 수술법 이야기 - 안면비대칭 시리즈"에서 자세히 설명 드리겠습니다. ***

# 돌출입수술 이야기

# 05.

# 돌출입수술 이야기

# 05.

## 돌출입수술은 어떤 수술인가요?

돌출입수술은 입이 돌출된 경우, 돌출된 입(Dentoalveolar protrusion)을 집어넣는 수술입니다. 이 수술은 제1소구치라고 불리는 첫 번째 작은 어금니를 발치한 후, 발치 공간만큼 위턱과 아래턱의 앞부분(상하악 전방)을 밀어 넣어주는 방식으로 진행됩니다. 의학적으로는 ASO(Anterior Segmental Osteotomy)라고 하여 전방 부분 절골술이라고 합니다.

수술 시간은 약 1시간 내외로, 짧은 시간 안에 드라마틱하게 돌출된 입을 집어넣는 효과를 얻을 수 있어 매우 만족도가 높은 수술입니다. 또한, 위턱과 아래턱의 앞쪽에서만 절골이 시행되기 때문에 대량 출혈이나 신경 손상의 부작용 발생 확률이 매우 적고, 기도에 거의 영향을 주지 않아 안전한 수술로 평가받고 있습니다.

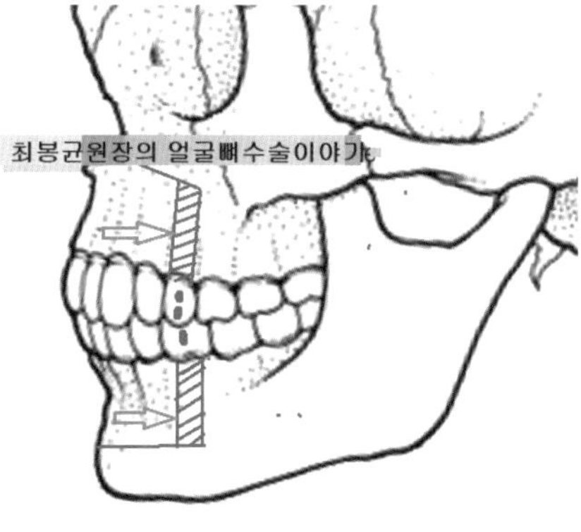


**돌출입수술 방법 -**
제1소구치를 발치하고 발치한 공간(빨간색 빗금)만큼 앞턱 부분을 뒤로 넣어주는 수술 ASO

## 돌출입수술은 언제 하나요?

돌출입수술은 언제 하나요?

입이 돌출된 경우 생각할 수 있는 치료법은 네 가지가 있습니다. 입이 나왔다고 해서 무조건 돌출입수술을 받는 것은 아닙니다.

첫 번째는 치아교정입니다. 치아교정은 치아를 받쳐주는 치조골이 정상인 상태에서 치아만 앞으로 뻐드러진 경미한 돌출입에서 사용할 수 있습니다. 그러나 치아교정은 치아 배열을 바꾸는 것일 뿐, 턱뼈를 변화시키지 못합니다. 즉, 치아의 각도는 변화시킬 수 있지만, 치아를 받쳐주는 치조골을 비롯한 턱뼈는 그대로인 경우가 대부분입니다.

두 번째는 ASO(Anterior Segmental Osteotomy)라고 불리는 돌출입수술입니다. 앞서 언급한 바와 같이, 이 수술은 1시간 안팎으로 진행되며, 효과가 매우 좋습니다. 그러나 입이 나왔다고 해서 무조건 돌출입수술을 남발하면 미용적인 불만족이 발생할 수 있습니다. 성형외과에서도 진단이 제일 중요하다고 말씀드렸듯이, 오진이 제일 많이 발생하는 분야 중 하나가 바로 돌출입 분야입니다.

돌출입 환자들은 많은 경우 팔자 주름이 깊은 경우가 많습니다. 이러한 경우 돌출입수술로 입을 집어넣으면 팔자 주름을 포함한 얼굴 프로필이 더 패이고, 접시 모양이 되어 얼굴이 길어지며, 깊은 팔자 주름으로 인해 합죽이 혹은 노안이 되어 보이기도 합니다. 따라서 돌출입을 치료할 때는 정확한 진단이 매우 중요합니다.

세 번째 돌출입을 치료하는 방법은 양악수술입니다.

돌출입에도 양악수술을 하냐고요? 얼굴의 프로필까지 고려하여 입체감 있는 얼굴로 만들기 위해서는, 입이 나왔다고 해도 돌출입수술이 아니라 양악수술을 받으셔야 합니다. 돌출입수술을 받고 나서 프로필이 접시 모양으로 패여 합죽이, 노안이 되고 긴 얼굴이 되어 결국 양악수술을 받는 경우가 늘고 있습니다. 입이 돌출되어 있지만 팔자주름이 패여 있고 얼굴의 전체적인 프로필이 밋밋하거나 접시 모양이라면, 돌출입수술 대신 양악수술을 받음으로써 입체감 있고 작은 얼굴을 만들 수 있습니다.

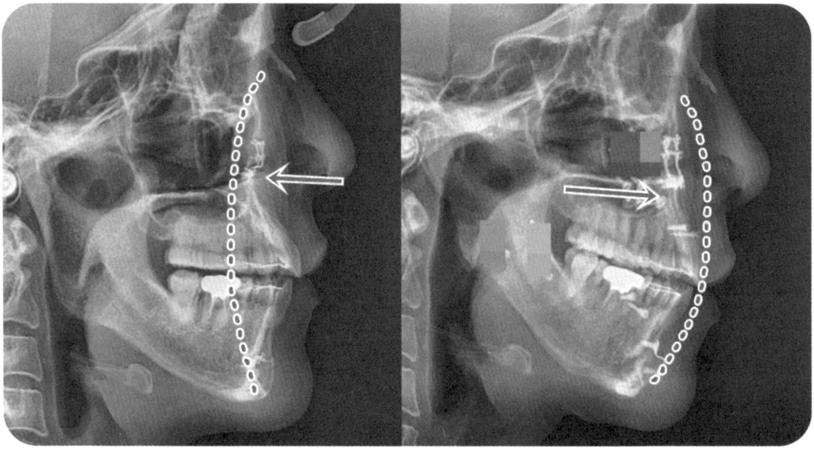

**잘못된 진단으로 돌출입수술 후 양악수술 전후 -**
잘못된 진단으로 돌출입수술 후 팔자주름이 더욱 패이고 합죽이가 되고 긴 얼굴, 노안이 되어 양악수술 후 프로필이 볼록해져(파란색 점선) 입체감 있는 작은 얼굴이 된 모습

네 번째 돌출입 치료법은 회전돌출입수술(RASO)입니다.

앞서 팔자주름이 깊고 프로필이 밋밋하거나 패인 돌출입의 경우, ASO를 받으면 팔자주름이 더욱 깊어지고 얼굴이 길어지며 노안이 될 수 있기 때문에 ASO 대신 프로필을 교정해주는 양악수술을 해야 한다고 말씀드렸습니다. 그러나 프로필이 경한 정도로 패여 있는 돌출입의 경우에는 양악수술 대신 제가 개발한 회전돌출입수술(RASO)을 시행합니다.

회전돌출입수술(RASO, Rotational Anterior Segmental Osteotomy)은 제가 국제학술지(SCI 저널)인 Journal of Craniofacial Surgery에 발표하고 검증받은 수술 방법입니다.

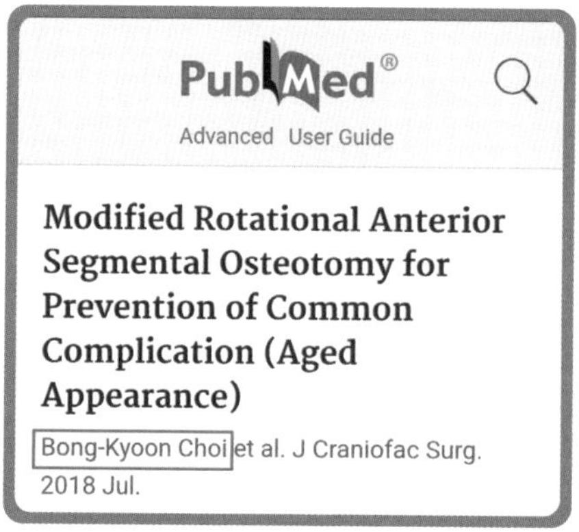


국제학술지(SCI저널)인 Journal of Craniofacial Surgery에 발표한 논문 - 기존의 돌출입수술 시 발생하는 합죽이와 긴 얼굴 및 노안이 되는 부작용을 예방하기 위한 회전돌출입수술(RASO, Rotational Anterior Segmental Osteotomy)에 관한 논문

회전돌출입수술(Rotational Anterior Segmental Osteotomy)은 턱의 앞부분을 제1소구치 발치 공간만큼 밀어 넣는 대신에 회전을 해줌으로써 돌출된 입은 들어가지만 팔자주름 부위는 들어가지 않게 하거나 혹은 팔자주름 부위를 더 꺼내서 얼굴 프로필을 볼록하게 만들어 줌으로써 얼굴에 입체감을 줄 수 있는 방법입니다. 얼굴 프로필이 밋밋한 아시아, 특히 동북아시아 환자분들에게 있어서, 기존의 일반적인 돌출입수술로는 팔자주름이 패이고 프로필이 더 안 좋아져 긴 얼굴 혹은 노안이 되기 때문에 회전돌출입수술을 해야 하는 경우가 많습니다.

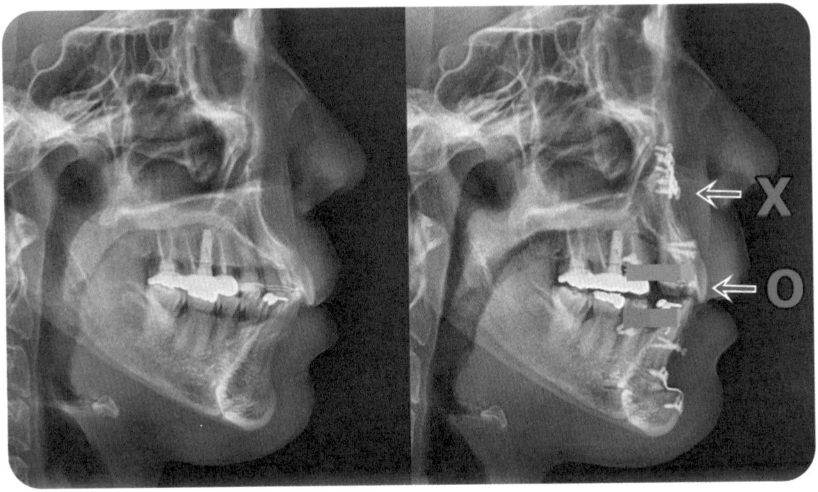


회전돌출입수술(RASO) 전후 -
입은 들어갔지만(빨간색 O) 콧망울 주변의 팔자주름을 이루는 뼈는 들어가지 않은 모습(빨간색 X)

단순히 입만 넣고자 한다면 돌출입수술을 받으면 되지만, 입이 들어가는 효과 외에 얼굴이 작아지고 입체감 있는 미용적인 효과를 원하신다면 돌출입수술이 아니라 양악수술을 받으시거나 팔자주름의 패임이 경한 경우에는 회전돌출입수술을 받으셔야 합니다. 사실 회전돌출입수술을 제가 개발하게 된 이유는 돌출입이 있으면서 프로필이 밋밋하거나 접시 모양으로 패인 경우 양악수술을 대체할 목적으로 개발하였습니다. 안면비대칭 등의 다른 증상을 동반하지 않은 경우라면 회전돌출입수술만으로도 양악수술을 대체할 수 있습니다. 물론 회전돌출입수술을 할 때에도 환자분의 상황에 따라 절골선의 높이나 방향을 조절하게 됩니다.

## 돌출입수술 부작용

### ① 입천장 구멍(구개천공)

돌출입수술은 제1소구치를 발치하고 그 공간만큼 밀어 넣는 수술입니다. 이를 위해 입천장을 가로지르는 절골을 해야 하는데, 이 과정에서 절골된 앞턱뼈의 혈행을 유지하려면 입천장의 점막을 잘 보존해야 합니다. 만약 점막이 찢어지거나 혈행이 보존되지 않으면 입천장에 구멍이 생길 수 있습니다. 입천장의 점막은 ASO 시 절골된 앞턱뼈에 혈액을 공급하는 유일한 통로이기 때문입니다.

또한, 절골 과정에서 발생한 뼛조각이 남아 염증을 일으켜 천공이 생길 수 있습니다. 절골선 전후 턱뼈 간의 단차가 너무 큰 경우, 계단 현상으로 인해 천공이 발생할 수 있습니다. 이러한 천공은 원인에 따라 치료해야 하며, 원인을 제거하지 않고 무작정 옆의 조직을 끌어다가 봉합하면 구멍이 더 커져 심각한 문제가 생기게 됩니다.

다음 사진은 입천장 구멍(구개천공)의 원인이 된 뼛조각을 발견하지 못하고 무리하게 봉합하여 오히려 구멍이 더 커진 사례입니다. 결과적으로 저희 병원에서 입천장 피판을 이용해 치료했습니다. 이런 경우 초기에 뼛조각만 제거해도 자연스럽게 천공이 치료될 수 있었지만, 너무 안타까운 사례입니다.

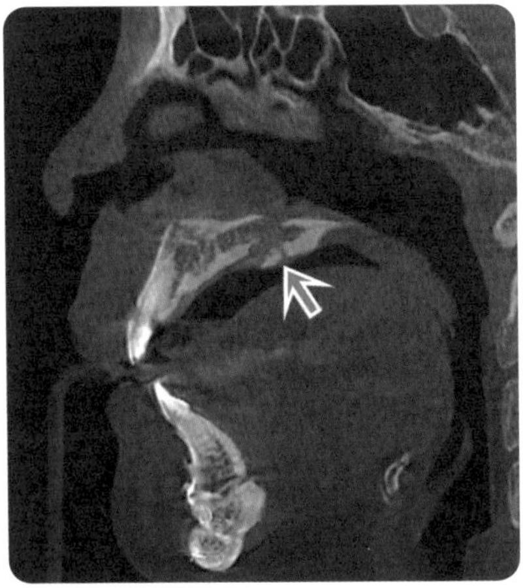

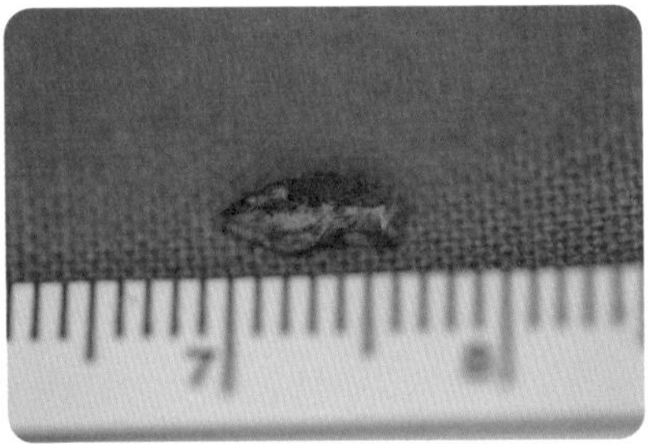

**돌출입수술 후 입천장에 발생한 구멍(구개천공) 치료 -**
돌출입수술 시 발생한 뼛조각(빨간색 화살표)을 제거하지 않아 염증이 발생했고, 이로 인해 발생한 구개천공을 일으킨 뼛조각(오른쪽 사진)을 제거한 사진

재미있는 이야기를 하나 들려드리겠습니다.

돌출입수술 시에는 반드시 입천장의 혈행을 잘 보존해야 한다고 했습니다. 제가 연수 시절에 지도 교수님께서는 항상 점잖고 큰소리를 내지 않는 분이셨는데, 유일하게 저에게 큰소리를 내셨던 일이 돌출입수술 때였습니다. 그 수술은 단순한 돌출입수술이 아니라, 복잡한 얼굴 기형의 교정을 위해 양악수술과 돌출입수술을 함께하는 경우였습니다.

제가 돌출입수술 과정에서 입천장의 점막에 구멍을 내는 실수를 했습니다. 매우 심각한 상태여서 주의를 받았는데, 또다시 점막이 찢어지고 구멍이 나자 교수님께서 큰소리를 내셨던 기억이 납니다. 아마도 그 교수님께서 큰소리를 내신 적은 그때가 유일했던 것으로 기억합니다.

돌출입수술 시에는 점막을 잘 보존하여 혈행을 유지해야 앞 턱뼈가 괴사하거나 입천장에 구멍이 뚫리는 등의 부작용을 예방할 수 있습니다. 매우 꼼꼼하고 부드럽게 수술을 진행해야 합니다.

### ② 앞턱뼈 괴사

돌출입수술의 가장 재앙적인 부작용은 바로 앞턱뼈의 괴사입니다. 턱뼈가 괴사되는 원인은 한 가지입니다. 혈행이 가지 않는 것, 즉 피가 통하지 않는 겁니다. 제가 항상 말씀드리지만, 피가 통하지 않는 혈행이 없는 뼈는 아무리 우리 자가뼈라도 이물질입니다. 심각한 문제를 야기합니다. 턱뼈로 가는 혈행을 잘 유지해줘야 하는데, 돌출입수술 시 전방의 절골된 턱뼈에 혈행을 제공하는 유일한 길목은 바로 입천장의 점막입니다. 그래서 돌출입수술을 할 때는 절골 시 입천장 점막을 완벽하게 보존해야 합니다. 입천장 점막을 완벽하게 보존하고 점막 조직을 부드럽게 핸들링하여 혈행에 지장이 없도록 수술하는 것이 가장 중요합니다.

수술자가 경험이 많은 경우, 입천장 점막 외에 다른 혈행을 유지할 수 있는 점막을 보존하기도 합니다. 앞턱뼈 괴사는 매우 드문 부작용이지만, 매우 재앙적인 부작용으로, 입천장 점막을 잘 보존하고 부드럽게 핸들링하여 혈행을 유지하면 충분히 예방할 수 있는 부작용입니다. 따라서 앞턱뼈 괴사가 걱정되어 수술을 받지 않을 필요는 없습니다.

### ③ 앞 치아 괴사

환자분 한 분께서 돌출입수술을 받고 나서 얼굴에 비대칭이 생겼다며 저를 찾아오셨습니다. 중심축이 심하게 휘어 있는 안면비대칭이 원래 있었기 때문에 이 환자분은 사실 돌출입수술을 받으면 안 되는 경우였습니다. 당연히 양악수술을 해야 하는 경우였습니다. 그런데 문제는 그게 아니었습니다. 검사를 해보니 위턱의 앞니 4개가 까맣게 변했습니다. 즉, 치아 4개가 전부 괴사된 상태였습니다.

환자분께 치아 괴사에 대해서 물어봤는데 환자분 말씀이 충격적이었습니다. "원래 돌출입수술하면 치아가 죽는 거 아닌가요?" 그래서 제가 다시 되물었습니다. "돌출입수술을 받으면 앞니가 죽는 게 당연하다는 얘기는 어디서 들으셨나요?" 하고 여쭤봤더니, "돌출입수술한 의사 선생님이 원래 돌출입수술을 하면 앞니가 괴사됩니다." 라고 얘기했다고 합니다. 물론 원래는 괴사될 수가 없습니다. 돌출입수술 시에 앞니가 괴사되는 경우는 정상적으로 수술이 진행된다면 있을 수가 없습니다.

다만 제 추측으로는 절골선을 너무 낮게 해서 치아 뿌리에 손상을 준 경우라고밖에 생각되지 않습니다. 입안 절개를 줄이고자 혹은 팔자주름이 깊어지는 부작용을 막아보고자 절골선을 낮게 하는 경우에 치아 뿌리가 손상되고 치아가 괴사될 수 있습니다. 물론 위에서 말한 혈행이 부족해서 치아에 영향을 줄 수도 있지만, 이렇게 치아 괴사가 될 수는 없을 것 같습니다. 절골선의 잘못된 위치로 인해 치아 뿌리가 손상된 경우에만 발생할 수 있습니다.

사실 어떠한 부작용으로 저를 찾아오더라도 제가 수술한 의사를 욕하지는 않지만, 이번에는 사실 제가 너무 당황해서 할 말이 없었습니다. 이렇게 치아 괴사는 발생할 수 있기는 하지만 아주 극히 드문 경우입니다. 치아 괴사가 무서워서 돌출입수술을 안 받는다? 이건 말도 안 됩니다.

### ④ 합죽이, 긴얼굴, 노안

아마도 돌출입수술 후 발생하는 가장 흔한 부작용일 것으로 생각됩니다. 벌써 한참 전의 일입니다. 어느 여자 연예인이 돌출입수술을 받고 합죽이가 되어 나타나서 전국민(?)이 허탈해했던 경우가 바로 이 경우입니다. 저도 그 배우가 출연한 영화를 인상 깊게 보고 좋아했었습니다만...

돌출입수술을 할 때, 전체적인 얼굴을 고려하지 않고 입이 나왔다고 무조건 수술하는 경우가 많습니다. 기존의 일반 돌출입수술을 하면 입만 들어가는 것이 아니라 팔자주름이 시작되는 콧망울 주변의 얼굴뼈까지 들어가게 됩니다. 팔자주름이 패여 있고 중앙 안면부가 꺼져 있는 상황에서 돌출입수술을 하면 팔자주름이 더욱 깊어지고, 얼굴 중앙 안면부가 더욱 패여 합죽이가 되고 긴 얼굴이 되며 노안이 될 수 있습니다. 따라서 돌출입수술을 할 때는 나온 입만 생각할 것이 아니라 전체적인 얼굴 프로필을 살펴서 얼굴형에 맞는 수술을 선택해야 합니다.

돌출입수술 후 너무 흔한 부작용인 합죽이, 긴 얼굴, 노안을 예방하기 위해서, 제가 앞서 언급한 대로 국제 학술지에 회전돌출입수술이라는 수술법을 개발하여 발표했습니다. 회전돌출입수술은 나온 입을 단순히 뒤로 밀어 넣는 것이 아니라, 회전을 통해 입은 들어가지만 팔자주름이 시작되는 콧망울 주변의 뼈는 들어가지 않습니다. 결과적으로 팔자주름이 패이지 않고 중앙 안면부가 꺼지지 않아 합죽이, 긴 얼굴, 노안이 생기지 않습니다.

돌출입수술 후 합죽이, 긴 얼굴, 노안이 발생한 경우 치료법은 양악수술입니다. 양악수술을 통해 들어간 위턱뼈를 앞으로 전진시키고, 얼굴의 전체적인 프로필을 입체감 있게 교정해줍니다. 환자분들의 만족도 또한 매우 높은 해결 방법입니다.

# 안면윤곽수술 이야기

# 06.

# 안면윤곽수술 (사각턱, 광대, 턱끝) 이야기

# 06.

## 안면윤곽수술 이란?

얼굴 뼈를 수술할 때 크게 두 가지 종류로 나눕니다. 얼굴을 정면으로 봤을 때 테두리 혹은 윤곽 라인을 변화시켜주는 안면윤곽수술이 있고, 치아의 교합을 변화시키면서 위턱뼈와 아래턱뼈의 상하, 좌우, 전후 관계를 변화시키는 악교정수술이 있습니다. 악교정수술에는 양악수술과 돌출입수술이 포함됩니다.

안면윤곽수술은 얼굴을 정면에서 봤을 때 가장자리(테두리)를 조절하는 수술입니다. 얼굴의 가장자리를 구성하는 부분으로는 관자에서 내려오는 광대, 광대에서 내려오면 볼을 지나 사각턱, 사각턱에서 내려오면 턱끝이 있습니다. 얼굴의 전체적인 테두리를 줄여 얼굴을 작게 만들고, 울퉁불퉁한 테두리를 매끈하게 정리해 인상을 부드럽게 만들 수 있습니다. 안면윤곽수술에는 사각턱수술, 광대수술, 턱끝수술이 포함됩니다. 안면윤곽수술은 절골 방법, 절골 위치, 고정 방법 등에 따라 세분화되어 다양한 수술법이 있습니다. 그 중에는 문제가 없는 수술 방법도 있지만, 문제를 일으킬 수 있는 방법도 있으므로, 환자분들께서는 자신이 받을 수술 방법에 대해 확실히 숙지하고 병원을 결정해야 합니다.

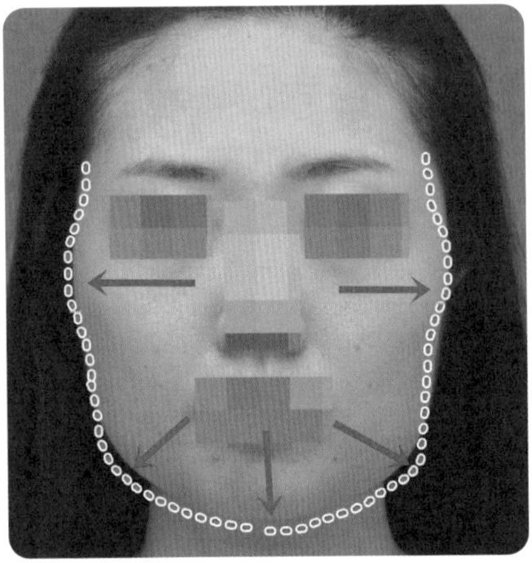

안면윤곽수술로 변화시킬 수 있는 부분 - 안면윤곽수술은 얼굴의 테두리를 전체적으로 줄여 얼굴을 작게 만들거나 울퉁불퉁한 라인을 매끈하게 만들어 인상을 부드럽게 만들 수 있음

물론 프로필이 정상이어서 얼굴이 입체감이 있고 모든 것이 정상인 상태에서 사각턱, 광대뼈, 턱끝이 큰 경우라면, 안면윤곽수술은 얼굴 크기를 드라마틱하게 줄여줄 수 있습니다. 그러나 대체적으로 프로필이 밋밋한 한국인을 포함한 동북아시아인에게 이렇게 드라마틱하게 이상적으로 얼굴이 줄어드는 경우는 드뭅니다.

프로필이 좋지 않은, 밋밋하고 패여 있는 접시형의 얼굴에서는 사각턱과 광대뼈를 과감하게 줄일 경우 오히려 얼굴이 길어지고 깔때기 같은 역효과를 얻을 수도 있습니다. 그래서 안면윤곽수술을 계획할 때에는 다른 수술도 마찬가지지만 환자의 정확한 진단이 최우선시 되어야 합니다. 잘못된 진단으로 효과가 없거나 역효과가 나서 다시 수술을 고민하는 분들이 너무 많습니다. 앞서 "잘못된 진단 - 안면윤곽수술과 양악수술" 편에서도 설명을 드린 적이 있으니 참조해 주시기 바랍니다.

### ① 광대축소술

광대뼈는 앞쪽에서 상악골과 연결되고 뒤쪽에서 두개골과 연결됩니다. 해부학적으로는 광대 몸통과 광대 아치로 나뉘며, 임상적으로는 앞광대, 45도 광대, 옆광대로 구분됩니다. 광대축소술의 기본 원리는 앞쪽 광대 몸통을 절골하고, 광대 아치의 맨 뒷부분을 절골하여 두 절골선 사이의 광대뼈 조각을 줄여주는 방식입니다.

광대축소술의 방법은 여러 가지가 있으며, 병원마다 수술법이 다릅니다. 광대뼈를 줄여주는 방식에 따라 크게 두 가지로 분류할 수 있습니다.

첫 번째 방법은 대부분의 병원에서 시행하는 "밀어넣기 Push-Back" 방식입니다. 이 방식은 한 번의 절골 후 절골한 광대뼈를 밀어 넣어 고정하는 수술입니다. 수술 절차가 매우 간단하고 쉬워 많은 병원에서 사용하는 방법입니다.

두 번째 방법은 "골절제 Ostectomy" 방식입니다. 이 방식은 두 번의 절골을 통해 계산된 양의 뼈를 절제해내고, 없어진 뼈의 공간만큼 광대뼈를 당겨 유합을 완벽하게 시켜줍니다. 뼈의 유합이란 절제된 만큼 뼈를 모아주는 것을 의미합니다. 그만큼 광대뼈가 줄어들게 됩니다.

밀어넣는 Push-Back 방법은 수술이 매우 간단한 반면, 밀어 넣은 만큼 계단이 생기고 뼈와 뼈가 계단으로 만나기 때문에 뼈끼리 완벽하게 밀착되지 않습니다. 결과적으로 뼈의 유합이 완벽하게 이루어지지 않을 수 있습니다.

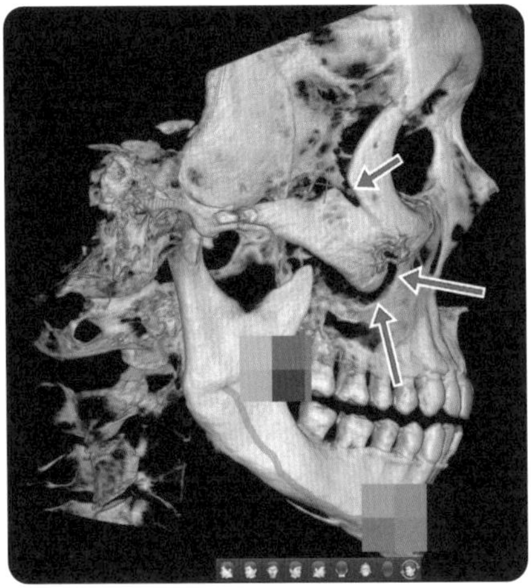

밀어 넣는 Push-Back 방식의 광대축소술 - 빨간색 화살표가 가리키듯이 광대에 계단이 생기고 뼈와 뼈가 일부만 유합이 된 채 대부분에서 유합이 되지 않은 모습

반면에 골절제 Ostectomy 방법은 수술이 까다롭지만, 완전히 유합이 되어 수술 후에 완벽한 결과를 얻을 수 있습니다. 즉, 수술 방법은 어렵지만 뼈와 뼈가 밀착되기 때문에 계단이 생기지 않고, 3개월만 지나면 완벽하게 유합되어 수술 전보다 광대의 폭이나 크기는 줄어들지만 광대 자체의 모양은 변함이 없습니다. 따라서 수술을 받았다는 사실을 거의 알아채지 못합니다. 이는 어린 시절 팔뼈가 부러져도 잘 붙으면 문제가 없는 것처럼, 20년, 30년이 지나도 아무런 문제가 없는 방법입니다.

그렇다면 왜 모든 병원에서 골절제 Ostectomy 방법을 사용하지 않고 밀어 넣는 방법을 사용할까요? 이유는 단순합니다. 밀어 넣는 방법이 더 쉽기 때문입니다. 그러나 아주 예외적인 경우를 제외하고는, 검증된 교과서에 나오는 방법인 골절제 Ostectomy 방법으로 수술을 받으셔야 합니다.

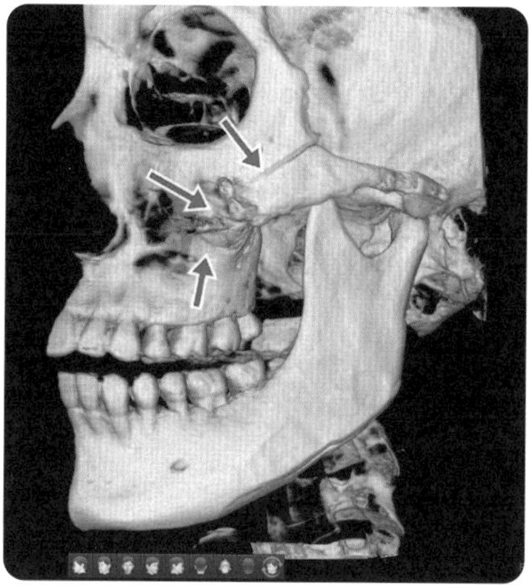

**골절제 Ostectomy 방식의 광대축소술 -**
빨간색 화살표가 가리키듯이 광대뼈 절골 부위에 계단이 없고 뼈와 뼈가 완전하게 유합된 모습으로, 교과서에 나오는 방법임

두 번째로 광대수술을 구분하는 방법은 광대의 어떤 부위를 축소시키는지에 따라 분류하는 것입니다. 앞서 광대는 앞광대, 45도광대, 옆광대로 구성된다고 말씀드렸는데, 어느 부위를 축소시키는지에 따라 수술 방법이 달라집니다. 이는 앞쪽 광대 몸통 절골선의 위치와 관련이 있습니다.

광대수술의 기본 원리는 광대 앞쪽에 절골을 하고 아치 뒤쪽에 절골을 해서 그 절골선 사이에 있는 골절편을 줄여주는 것입니다. 앞쪽 광대 몸통 절골선의 위치에 따라 광대가 줄어드는 부위가 결정됩니다.

45도 광대를 줄이기 위해서는 앞절골선과 뒤절골선 사이에 45도광대가 포함되어야 하므로, 앞쪽 절골선을 45도광대보다 충분히 앞으로 전진시켜야 합니다. 두 절골선이 45도광대를 포함하게 해야 합니다. 옆광대만을 줄이고자 할 때는 앞쪽 절골선을 45도광대보다 약간 외측에 절골하여 45도광대를 보존한 채 옆광대만 줄일 수 있습니다.

결론적으로, 45도광대를 줄이느냐 옆광대를 줄이느냐는 앞쪽 몸통의 절골선 위치로 조정할 수 있습니다. 광대수술을 준비하시는 환자분들께서는 본인의 광대가 어느 부위에 문제가 있는지를 잘 파악하셔서, 수술을 집도하는 원장님께 절골선 위치에 대해 확실히 물어보고 수술을 받으시기 바랍니다. 역시 정확한 진단이 가장 중요한 부분입니다.

광대수술 시 앞쪽 광대몸통 절골선의 위치에 따른 광대축소부위(축소효과)에 대해 사진으로 설명을 드립니다.

먼저, 광대의 앞쪽 몸통 절골선을 최대한 안쪽에 위치시켜서 앞쪽 절골선과 뒤쪽 절골선이 45도 광대를 포함하고 45도 광대와 옆광대가 동시에 축소된 경우입니다.

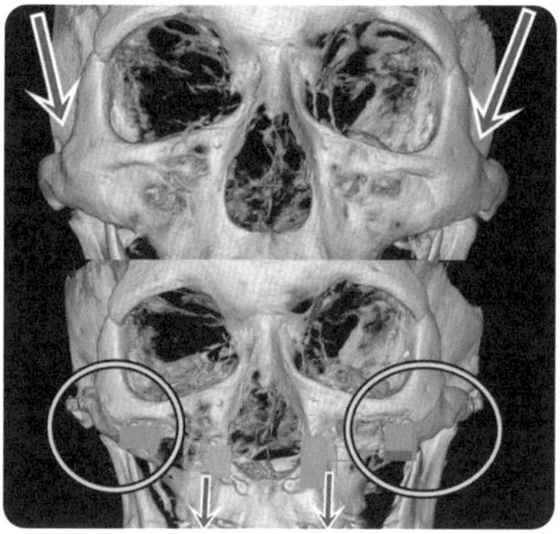

광대수술 시 광대몸통 절골선 위치에 따른 광대수술 분류 -
절골선을 앞쪽에 가함으로써 45도 광대와 옆 광대가 동시에 들어간 효과(노란색 동그라미)를 얻을 수 있음

두 번째는 광대수술 시 앞쪽 광대 몸통 절골선의 위치를 약간 외측에 넣어서 앞쪽 절골선과 뒤쪽 절골선 사이에 45도 광대가 포함되지 않아 45도 광대는 축소되지 않고 옆광대만 축소된 경우입니다.

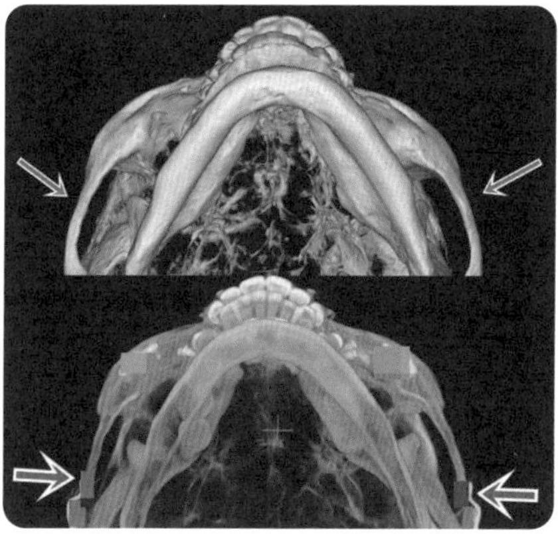

광대수술 시 광대몸통 절골선 위치에 따른 광대수술 분류 -
절골선을 옆쪽에 가함으로써 45도 광대는 수술 전과 같이 유지되고 옆광대만 들어간 효과(파란색 화살표)를 얻을 수 있음

재미있는 이야기 하나!

한 환자분께서 저를 찾으셨습니다. 과거에 광대수술을 두 번 받으셨다고 하는데, 사진을 찍어 보니 놀라웠습니다. 사실, 재수술을 하게 되면 첫 수술에 사용된 고정핀은 제거하는 것이 원칙입니다. 고정핀은 티타늄으로 만들어졌으며, 이물 반응 등을 일으킬 수 있기 때문에 최근에는 재수술을 하지 않더라도 고정핀 제거를 권장하고 있습니다.

이 환자분의 경우, 두 번의 광대수술을 받으셨는데 사용된 모든 고정핀이 제거되지 않고 그대로 보존되어 있었습니다. 광대 재수술을 하신 원장님, 나빠요ㅠㅠ

그런데 이 환자분의 CT가 아주 전형적인 광대수술의 종류를 보여주고 있습니다. 앞쪽 광대 몸통 절골선의 위치에 따라 결과가 달라지는 현상을 한 환자분에게서 모두 볼 수 있었습니다.

환자분께서는 모 성형외과에서 첫 광대수술을 받으셨는데, 옆광대만 들어가고 45도 광대는 들어가지 않았습니다. 아래 사진에서 앞쪽 절골선을 보면 너무 외측에 위치하여(파란색 화살표), 45도 광대가 들어갈 수 없는 방법이었습니다.

이후 환자분께서는 45도 광대를 넣기 위해 광대 재수술을 다른 병원에서 받으셨습니다. 재수술에서는 앞쪽 광대 몸통 절골선이 맨 앞쪽에 위치하면서(빨간색 화살표) 45도 광대를 포함했습니다. 즉, 45도 광대가 축소되는 절골선의 위치를 제대로 잡아 절골을 하였습니다.

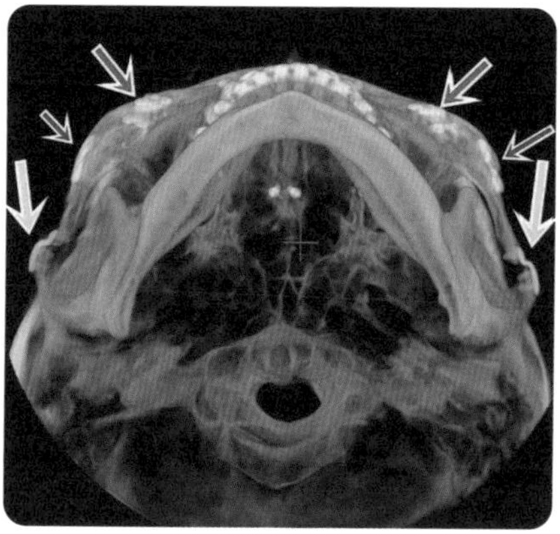

**광대절골선 위치별 광대축소부위 -** 광대 몸통 절골선(빨간색 화살표와 파란색 화살표)의 위치에 따라 효과 부위가 달라집니다. 몸통 절골선의 위치가 45도 광대를 포함할 경우(빨간색 화살표), 45도 광대가 축소되고, 몸통 절골선의 위치가 45도 광대 외측에 위치할 경우(파란색 화살표), 옆광대 축소 효과만 나타납니다.

이렇게 절골을 해서 밀어 넣고 고정을 하는 Push-Back 테크닉과 일부를 절제해내고 유합을 시켜주는 골절제 Ostectomy 방법이 있다고 설명드렸는데, 그 외에도 다양한 방법들이 있습니다. 그중에서 문제가 될 수 있는 두 가지 방법을 소개해 드립니다. 사실, 제 블로그나 유튜브에서도 그렇지만 다른 병원의 수술 방법에 대해 언급을 잘 하지 않습니다. 그러나 부작용이 분명히 보이는 문제 있는 수술법에 대해서는 환자분들의 알 권리 차원에서 말씀드립니다. 지금 소개할 수술법도 여러 문제가 그동안 발생했는데, 아직도 이러한 수술을 하는 병원이 있어서 이로 인해 고통받는 환자분들이 많기 때문에 설명드립니다.

첫 번째 문제 있는 광대수술법은 절골을 하고 고정을 하지 않는 방법입니다. 고정을 하지 않으면 광대에 붙어 있는 저작근을 비롯한 여러 주변 조직들이 광대를 가만히 두지 않습니다. 물론, 광대뼈를 둘러싸고 있는 골막을 잘 보존해서 문제가 발생하지 않을 수도 있지만, 이는 매우 운 좋은 경우에 해당합니다. 이러한 확률적인 결과를 기대하면서 수술을 받으시면 안 됩니다. 반드시 고정을 해주셔야 합니다. 고정이 안 되어 생긴 응급수술을 요하는 환자의 사진입니다.

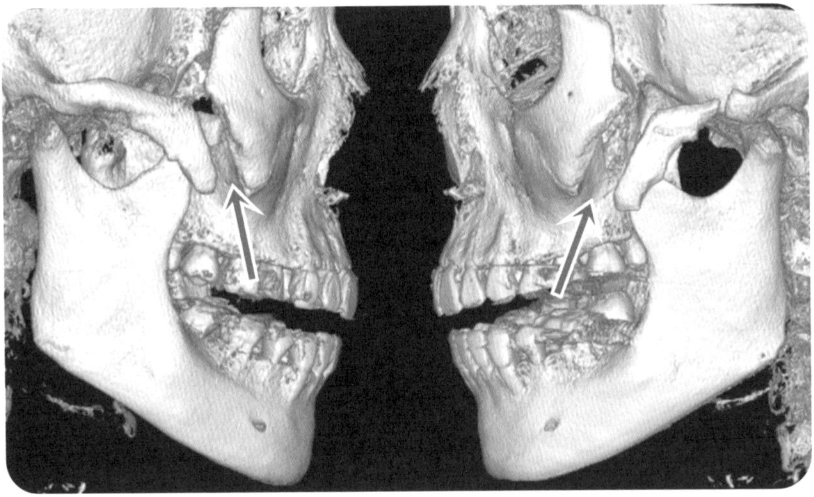

비고정 광대축소술 -
광대수술 시 고정을 하지 않아 광대 골편이 벌어지고(빨간색 화살표) 내려와서 불유합과 볼 처짐이 온 경우

두 번째 문제 있는 광대수술법은 뼈를 자를 때 전동톱을 이용하여 최소한의 충격으로 최대한 정밀하게 뼈를 절골해야 하는데, 이러한 의료용 전동톱 대신에 피부에 구멍을 뚫고 정을 대고 망치로 뼈를 부수어 절골하는 방법입니다. 사

실, 이는 절골이 아니라 골절을 시키는 것입니다. 이렇게 골절을 시키는 경우에는 그 충격이 두개골까지 전달되기 때문에 뇌진탕에 걸리는 경우가 많습니다. 앞서 말씀드렸듯이 광대뼈는 두개골과 직접 연결되어 있습니다.

실제 어떤 환자분께서 재수술을 받으러 저에게 오셨는데, 환자분의 CT를 보니 절골선의 모양이 의료용 전동톱으로 자른 모양이 아니었습니다. 그래서 환자분께 물어봤습니다. “어떤 수술을 받으신 건가요?” 그랬더니 모 원장님께서 개발하신 방법인데, 피부에 조그만 구멍을 뚫고 가느다란 정을 넣고 망치로 정을 두들겨서 광대를 줄여주는 방법이라고 하셨습니다. 그 얘기를 듣고 나서야 이 절골선, 아니 골절선이 이해가 되었습니다.

전동톱으로 정밀하게 자른 뼈의 절골이 아니라 울퉁불퉁 뼈가 깨진 흔적이었습니다. 더군다나 그 얼기설기한 절골선 중 일부는 눈동자 쪽을 향하고 있어서 자칫하면 시력을 잃을 뻔했다고 말씀드렸습니다. 제가 궁금한 부분이 있어서 환자분께 여쭤봤습니다. “이 수술 받고 머리가 좀 어지럽지 않으셨어요?” 여쭤봤더니, 환자분이 일주일간 자리에서 못 일어나셨다고 답하셨습니다. 이는 뇌진탕 증상이었습니다.

얼굴뼈가 깨질 정도의 충격은 두개골로 전달되어 뇌에도 영향을 줄 수 있습니다. 만약 그 충격이 두개골로 더욱 강하게 전달되거나, 환자분의 혈관이 약해서 두개골 내에서 출혈이 일어났더라면 뇌출혈이 발생할 수도 있습니다. 상상하기도 싫은 일입니다. 생명에 직접적인 위협을 줄 수 있는 수술법입니다.

그래서 제가 항상 말씀드리지만, 검증된 수술 교과서에 나오는 방법으로 수술을 받으시기 바랍니다.

그런데 그 병원에 환자가 그렇게 많다고 합니다. 제가 본 뇌진탕 환자만 해도 수년에 걸쳐 수십 명인데 말입니다. 이번에는 왜 그 병원에 환자가 많은지 물어봤습니다. 일단 수면마취로 수술을 하고 바로 퇴원하며, 입안 절개를 하지 않는다는 장점 때문에 환자분들이 매일같이 수술을 받는 대단한 병원이라고 합니다.

하지만 얼굴뼈 수술을 수면마취로 받는 것은 목숨을 걸고 받는 것과 다름없습니다. 전신마취가 수면마취보다 훨씬 안전합니다!

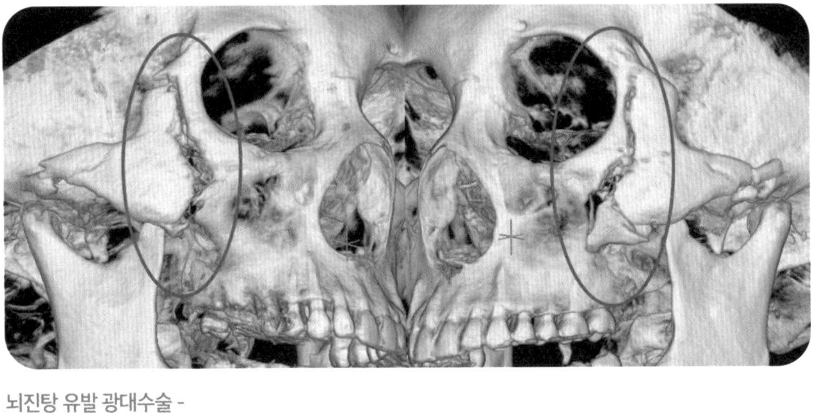

뇌진탕 유발 광대수술 -
전동톱 대신 정과 망치를 이용해 광대뼈를 골절시켜 축소하고 고정도 하지 않은 경우로, 절골면이 반듯하지 않고 울퉁불퉁함(파란색 동그라미)을 볼 수 있으며, 환자분은 뇌진탕으로 일주일간 일어나지 못하셨음

### ② 사각턱수술(하악각절골술)

사각턱수술은 가장 흔히 시행되는 안면윤곽수술입니다. 사각턱 또는 귀밑의 하악각을 절제하는 수술인데, 최근에는 하악각뿐만 아니라 긴곡선절골술이 발달하여 긴 곡선으로 턱끝까지 절골을 합니다. 이를 통해 끊김 없는 매끈한 라인을 만들 수 있습니다.

하악각 절골 시 귀밑각의 보존 여부에 따라 자연스러운 턱 라인이 될 수도 있고, 부자연스러운 소위 '개턱'이 될 수도 있습니다. 이는 환자분들이 원하는 대로 시행됩니다. 즉, 자연스럽게 귀밑각을 남겨둘 수도 있고, 사각턱이 심한 경우 귀밑각을 아예 없애달라는 요청이 있을 때는 없애기도 합니다. 이 부분은 수술 전에 담당 의사와 반드시 소통해야 합니다.

긴곡선절골술을 이용한 사각턱수술과 턱끝수술을 동시에 시행한 환자의 전후 CT입니다.

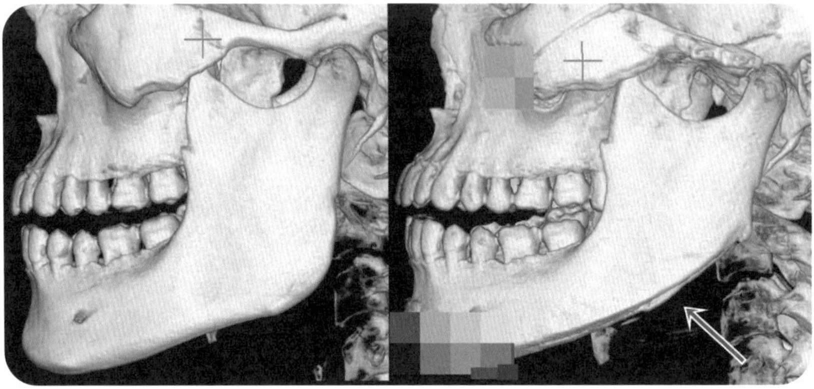

**사각턱수술 방법 -**
긴곡선절골술로 한 번에 귀밑각에서 턱끝부위까지 길게 계단이나 이차각 없이 매끈하게 절골(파란색 화살표)한 전후 CT

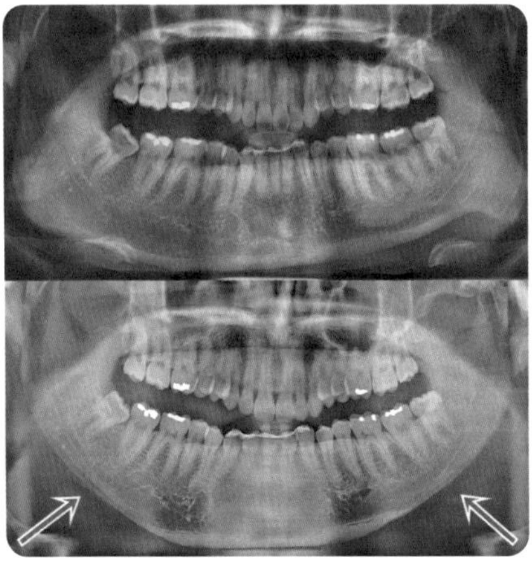

**사각턱수술 방법 -**
긴곡선절골술을 이용해 이차각 없이 매끈하게 (파란색 화살표) 절골하여 사각턱을 축소시킨 전후 파노라마사진

사각턱수술을 계획할 때 수술 전에 체크해야 할 매우 중요한 두 가지 포인트가 있습니다. 첫 번째는 얼굴이 큰 이유를 정확히 진단해야 합니다. 얼굴의 프

로필이 정상이고 단순히 사각턱만 도드라진 것인지, 아니면 프로필이 밋밋한 접시형 얼굴이어서 너부데데하게 큰 얼굴인지 정확히 감별 진단을 해야 합니다. 그런데 실상에서는 제대로 진단이 되지 않고 사각턱수술을 받은 후 효과가 없어 다시 저를 찾아오는 경우가 많습니다. 프로필이 밋밋한 접시형 얼굴인 경우에는 사각턱수술이 아니라 양악수술을 받아야 합니다. 아래 안면부가 넓다고 무조건 사각턱수술을 받으면 문제가 발생하기 시작합니다.

재미난 이야기 하나!

한 환자분께서 저를 찾아오셨는데, 사각턱수술을 이미 두 번이나 받으셨지만 효과가 없어서 저를 찾아오셨습니다. 얼굴이 커서 사각턱수술을 받았는데 효과가 없었습니다. 그런데 그 원장님이 너무 착하셔서, AS로 무료로 사각턱수술을 다시 해주셨습니다. 그래도 효과가 없었습니다. 착한 원장님께서는 다시 한 번만 사각턱수술을 더 하자고 제안하셨지만, 환자분께서는 두 번은 받아도 세 번은 못 받겠다고 생각하시고 저를 찾아오셨습니다.

제가 진찰하고 한마디 했습니다. "사각턱수술을 열 번 받아도 효과가 없습니다. 번지수를 잘못 찾은 수술이에요. 이럴 때는 프로필이 교정되어야 하는데, 이는 양악수술을 받으셔야 합니다."라고 설명드리면서 비슷한 경우의 환자분들 사진을 보여드렸더니, 그제야 이해하시고 후회하셨습니다.

그 병원을 고소할 수 없냐고 물으셨는데, 수술은 문제없이 잘 되었습니다. 학

생이 공부를 못한다고 고소할 수는 없지 않나요? 그렇게 양악수술을 받으셨고, 매우 만족하셨던 환자분의 경우였습니다.

두 번째로, 사각턱수술 시 체크해야 할 포인트는 사각턱의 어느 부위가 도드라졌는지를 파악하는 것입니다. 하악각을 절골하여 효과를 볼 수 있는 얼굴형이 있는가 하면, 전혀 효과가 없고 소위 말하는 '개턱'이 되는 얼굴형도 있습니다. 하악각 절골술을 할 때는 하악각의 어느 부위가 나왔는지 정확한 진단을 하고, 각 부위별로 절골 양을 계산해야 합니다. 귀밑각 부위만 도드라졌다면 귀밑각을 절골해야 하고, 중앙 사각턱 부위가 나왔다면 중앙 사각턱 부위를 절골해야 합니다. 사각턱이라고 해서 무조건 귀밑각을 절골하는 일은 없어야 하겠습니다.

간혹 환자분들 중에 사각턱수술을 받았는데 얼굴이 작아지지는 않고 귀밑각만 절골하여 소위 '개턱'이 생겼다고 오시는 경우가 있습니다. 사각턱수술을 했지만 잘못된 부위, 즉 잘못된 진단으로 엉뚱한 부위를 절골한 것입니다. 정확한 진단을 통해 이러한 일이 발생하지 않도록 해야 하겠습니다.

위 두 가지 중 진단이 잘못되어 역효과로 저를 찾으시는 환자분들 중 많은 경우는 주걱턱의 진단이 잘못된 경우입니다. 물론 교합이 정상이고 주걱턱이 경미하여 일반적으로 주걱턱인지 헷갈릴 정도의 경우에는 사각턱수술과 턱끝수술을 통해 주걱턱을 교정하기도 합니다. 이 경우 만족스러운 효과를 얻을 수 있습니다. 이 책의 뒷편 “가장 흔한 얼굴뼈 증상별 수술법 - 주걱턱”에서 다시 자세히 설명해 드리겠습니다.

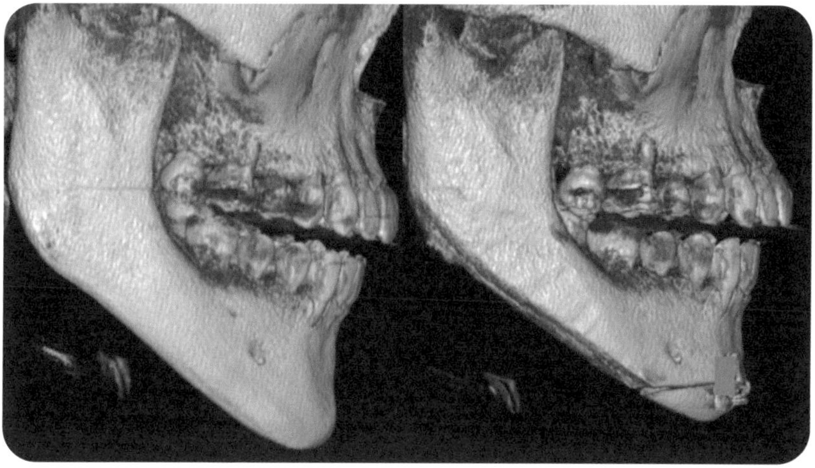

**경미한 주걱턱 교정 -**
교합이 잘 맞고 주걱턱이 경미한 경우 양악수술 대신 안면윤곽수술(사각턱수술+턱끝수술)을 통해 효과를 본 환자의 전후 CT

그런데 실제로는 전형적인 주걱턱으로 양악수술을 해야만 하는 환자분들이 잘못된 진단으로 사각턱수술 등의 윤곽 수술을 받고 오십니다. 결국에는 효과가 없고 오히려 얼굴이 깔때기처럼 길어져서 저를 찾아오셔서 근본적인 해결책인 양악수술을 받으시는 경우가 많습니다.

사각턱수술 시 동반할 수 있는 시술이 몇 가지 있습니다. 심부볼 지방 제거, 교근 절제술 그리고 피질 절골입니다.

먼저, 심부볼 지방 제거는 제가 항상 말씀드리지만 누구나 할 수 있는 정말 간단한 시술입니다. 사각턱수술을 하다 보면 같은 절개창으로 1-2분이면 끝나는 간단한 시술이지만, 아무에게나 해서는 안 되는 시술입니다. 심부볼 지방이 위치하는 부위가 볼록한 환자분들은 제거하면 효과가 좋겠지만, 그렇지 않으신 분들은 심부볼 지방을 제거하면 빈티가 나고 쉽게 채워지지 않습니다. 그래서 간단한 시술이지만 꼭 필요한 경우에 한해 제한적으로 시술해야 합니다.

사각턱수술 시에는 별도의 절개 없이 사각턱수술 절개선을 통해 제거하며, 사각턱수술 없이 별도로 심부볼 지방을 제거할 때는 1cm 절개를 통해 제거합니다. 수술 시간은 사각턱수술과 동시 시행 시 1-2분이면 제거가 가능하고, 별도로 심부볼 지방만 제거할 때는 5-10분이 소요됩니다.

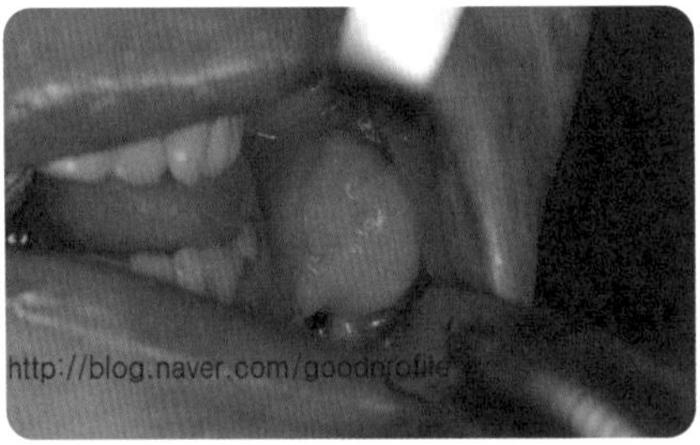


사각턱수술 시 심부볼지방제거술 -
사각턱수술 시에는 별도의 절개선이 필요하지 않으며 1-2분이면 제거가 가능하고, 별도로 심부볼 지방 제거술 시에는 1cm 절개를 하고 5-10분이 소요됩니다.

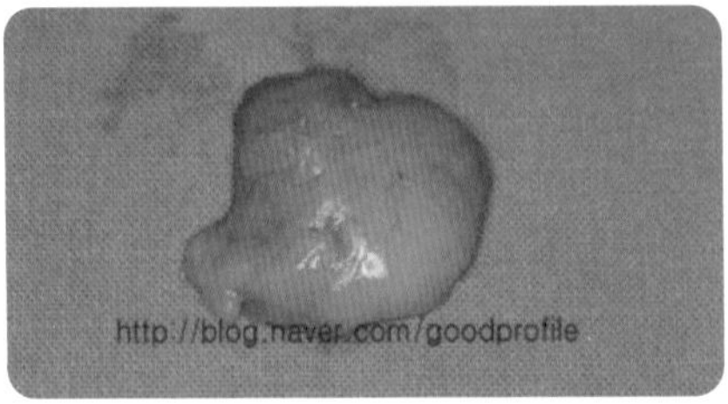


제거된 심부볼 지방 -
사각턱수술 시 혹은 별도로 간단하게 시행할 수 있는 심부볼 지방 제거는 꼭 필요한 환자에게만 제한적으로 사용되어야 합니다.

교근 제거술은 매우 어렵습니다. 교근을 제거하는 방법은 여러 가지가 있습니다. 요즘 유행하는 중주파를 이용한 교근 축소가 있고, 제가 주로 하는 직접 눈으로 보고 근육의 1/3에서 1/2을 절제하는 교근 절제술이 있습니다. 교근 절제술이 가장 근본적인 해결 방법입니다.

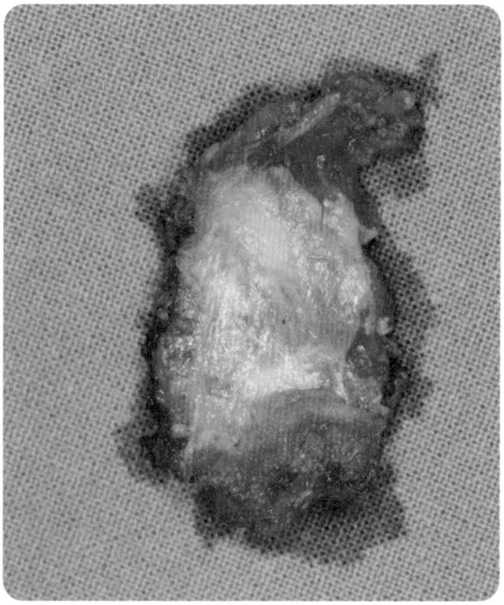

교근절제술 -
넓은 교근의 전체 면적에 걸쳐 균일하게 절제된 교근의 모습으로, 교근은 실제로 눈으로 보며 위 사진과 같이 절제되어야 안전하게 효과를 얻을 수 있습니다.

위에서 설명드린 근본적인 방법인 교근 절제술 외에, 최근 유행하는 시술 방식이 바로 말도 많고 탈도 많은 중주파 교근축소술입니다. 중주파 교근축소술은 아주 간단하게 시행할 수 있는 방법입니다. 중주파 열을 이용해 근육을 태우는 방식인데, 태우는 데는 한계가 있습니다. 근육이 일부 타서 재가 남으면 우리 몸이 그 재를 흡수합니다. 하지만 우리 몸이 재를 흡수할 수 있는 한계가 있습니다. 간혹 과도한 효과를 얻기 위해 그 한계를 벗어나서 흡수하지 못할 정도로 많이 태우는 경우가 있습니다. 흡수되지 않는 결과물은 주변 근육을 포함한 조직에 염증을 일으킵니다. 그래서 저를 찾아오는 분들이 많습니다. 중주파 교근축소술은 경미한 교근 축소 시에만 시행해야 합니다.

아래 사진은 중주파 교근축소술을 과하게 받고 나서 수년 동안 통증으로 고생하신 환자분의 썩은 교근입니다. 과도한 욕심으로 너무 많이 소각된 교근이 흡수되지 않아 남아 염증을 유발하고, 통증으로 인해 일상생활이 어려웠던 경우입니다.

그렇다면 중주파 교근축소술 후 발생한 통증의 원인을 어떻게 진단할까요? MRI로 확인해야 합니다. CT로는 전혀 보이지 않습니다. CT를 찍어보고 정상이라고 말하는 원장님들 얘기를 듣지 마세요. 실제로 이 문제로 저를 찾아오시는 환자분들이 많으신데, MRI를 통해 진단하고 수술해드리고 있습니다.

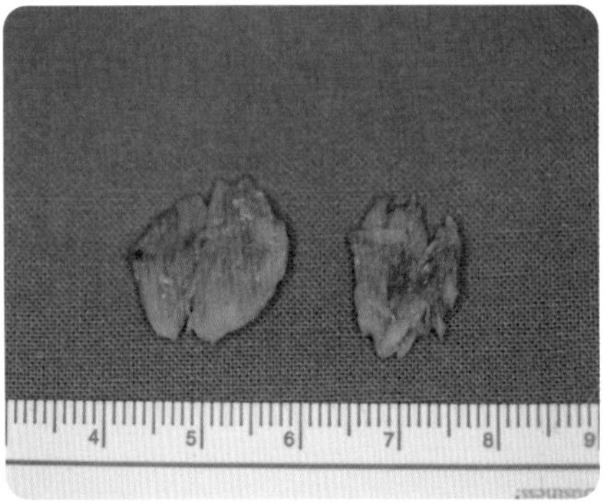


중주파 교근 축소 후 남은 썩은 근육 - 큰 효과를 얻기 위해 과도한 중주파 교근 축소 후 흡수되지 않은 썩은 근육으로 고생하신 환자분의 교근

마지막으로, 피질 절골이 있습니다. 사각턱뼈의 폭을 조금이라도 좁혀주기 위해 사각턱수술 시에 피질을 절골하게 됩니다. 사실 저는 절골이라는 표현 대신 쉐이빙이라는 표현을 씁니다. 피질은 1-2mm 정도로 얇고 그 안에는 수질이 있으며, 그 안에 신경이 있습니다. 절골을 하다 보면 피질과 함께 신경이 딸려 나오는 경우가 있습니다. 이는 하치조신경이 손상된 것입니다. 신경이 절단되지 않더라도 피질을 절골하다 보면 신경이 노출될 수 있고, 신경이 노출되면 일부 손상이 갈 수 있기 때문에 저는 피질 절골술보다는 피질 쉐이빙을 선호합니다. 안전성을 확보하기 위해 피질만 쉐이빙할 수 있는 기계가 따로 있습니다. 그러면 100% 안전성을 확보할 수 있습니다. 이렇듯 사각턱수술을 하면서 교근 절제술, 심부볼 지방 제거술, 그리고 피질 절골술을 동시에 할 수도 있습니다.

아래 사진은 과도한 피질 절골로 양쪽 하치조신경까지 떼어내 버린 경우입니다. 환자분께서는 양쪽 아래턱의 감각이 없이 평생을 사시게 됩니다.

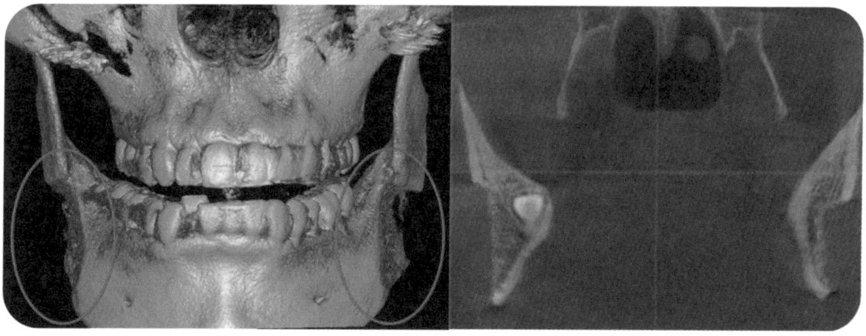

**피질절 골술 시 하치조신경 손상 -**
피질 절골이 과도하게 되어(빨간색 동그라미 및 점선) 피질과 함께 수질에 있던 하치조신경까지 떨어져 나간 모습

### ③ 턱끝수술

턱끝은 얼굴 윤곽 라인을 마무리하는 마지막 포인트로, 인상을 좌우할 정도로 중요한 의미를 가지는 부분입니다. 그래서 턱끝을 좁히기도 하고, 넓히기도 하며, 부드럽게 하기도 하고, 각지게도 하며, 나오게 하기도 하고, 들어가게 하는 등 많은 수술 방법이 발달해 있습니다. 이러한 많은 턱끝수술 방법들 중 가장 기본이 되는 방법은 수평 절골과 T절골입니다.

수평 절골은 턱끝을 전후, 좌우, 상하로 움직일 때 사용하며, T절골은 턱끝의 가운데 부분을 절골하여 꺼내고 그 공간만큼 좁혀주고자 할 때 사용합니다. T절골의 T 모양을 위아래로 변형하여 Y절골 혹은 ㅅ절골 등의 방법이 생겨났습니다.

환자분의 상태에 따라 여러 방법 중 어떤 방법을 사용해도 무방하지만, 지켜야 할 원칙이 몇 가지 있습니다. 그중 하나는 뼛조각을 너무 작게 절골하면 안 된다는 사실입니다. 뼈를 작게 절골하면 뼈의 혈행을 공급하는 골막이 손상되어 혈행이 줄어듭니다. 거기에 설상가상으로 작은 뼛조각에 고정을 하기 위해 스크류를 박으면 뼈로의 혈행이 더욱 악화됩니다. 혈행이 부족해진 뼈는 어떻게 될까요? 뼈가 흡수되어 녹아 없어집니다. 따라서 턱끝수술을 할 때는 어떤 절골 방법을 사용해도 상관없지만, 뼈를 가급적 크게 절골해야 합니다.

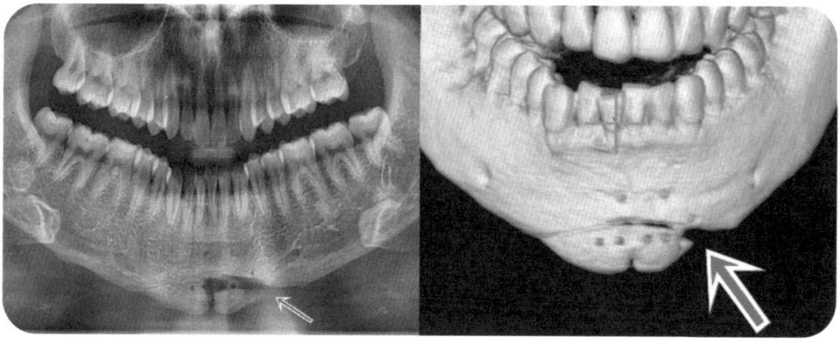

**턱끝수술 후 뼈 흡수 -**
턱끝수술 시 뼛조각이 너무 작아 골막이 손상되고 스크류를 박으면서 혈행이 급격히 줄어들어 뼈의 흡수(빨간색 화살표)가 나타나 뼈가 녹은 모습

턱끝수술 시 지켜야 하는 또 다른 원칙은 턱끝의 보존입니다. 특히 턱끝축소술 시, 우리나라에서만 시행되는 수술 방법이 있습니다. 이는 원칙적인 샌드위치 절골을 하지 않고 턱끝 부분을 잘라내어 없애는 방법입니다. 어디서 왜 이런 방법을 사용하는지 모르겠습니다. 제가 항상 강조하는 원칙은 반드시 지켜야 합니다. 이렇게 턱끝을 없애버리면 턱끝에 부착되는 근육들이 어디로 갈까요? 그대로 남아서 물컹물컹한 턱끝을 만들고, 이로 인해 실제 축소 효과는 거의 없습니다.

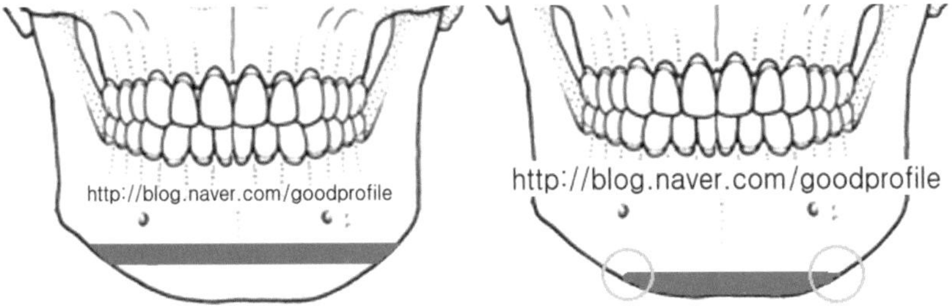


**턱끝축소술 방법 -**
턱끝축소술 시 샌드위치 방법으로 턱의 가운데 부분을 절골하는 것이 원칙(왼쪽 사진)이며, 턱끝을 절골해서 버리는 방법(오른쪽 사진)은 사용하면 안 됩니다.

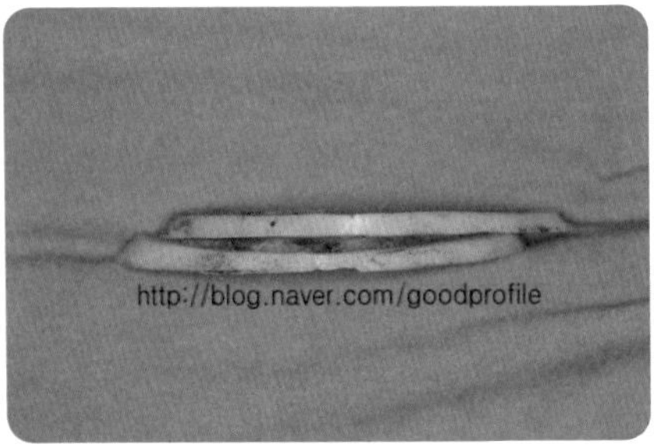


**턱끝축소술 뼛조각 -**
샌드위치 방법으로 턱끝축소술 후 잘라낸 뼛조각

## ④ 브이라인수술

우리가 흔히 말하는 V-Line(브이라인)이라는 갸름한 얼굴형을 만들기 위해서, 턱끝의 폭을 좁혀주는 T절골 턱끝수술을 하고, 좁아진 턱끝에 맞추어 귀밑까지 사각턱수술을 길게 해주게 됩니다. 즉, 얼굴 V-Line을 만들기 위해 사각턱수술과 T절골 턱끝수술을 동시에 하는데, 요즘 들어 T절골 턱끝수술을 하지 않고 긴곡선 사각턱수술을 턱끝까지 연장하는 수술을 하는 경우가 있습니다.

차이점은 무엇일까요? 우리가 턱끝이 자연스럽다고 말할 때, 이 자연스러움은 턱끝의 양쪽에 각진 부분이 유지될 때를 말합니다. 즉, 인위적이지 않게 원래 턱끝 모양을 유지할 때 자연스럽다고 표현합니다. T절골 턱끝수술을 할 경우, 턱끝의 각진 부위가 원래대로 보존되지만, 긴곡선 사각턱수술은 턱끝의 각진 부위를 없애 기존의 자연스러운 턱 모양이 없어지고 인위적인 느낌을 받게 됩니다. 또한, 긴곡선 사각턱수술의 경우 한 번에 절골하는데, 양쪽을 똑같이 100% 대칭으로 자르는 것은 거의 불가능합니다. 따라서, 양쪽 턱의 대칭을 맞추고 턱끝의 자연스러움을 나타내는 턱끝 양쪽의 각진 부위를 보존하기 위해 T절골 턱끝수술과 사각턱수술을 이용해 브이라인을 만드시기 바랍니다.

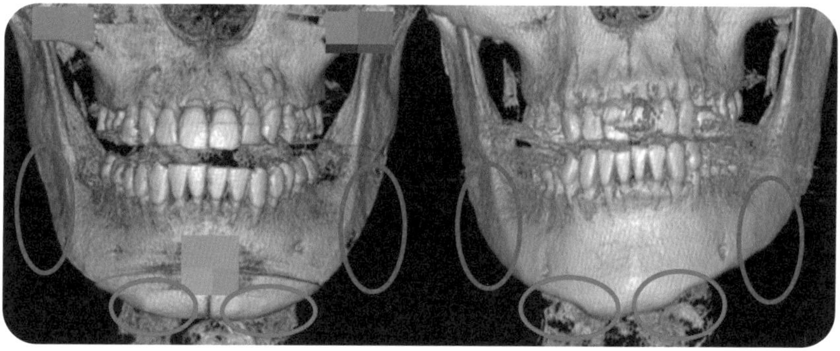

**T절골 턱끝수술과 사각턱수술을 이용한 브이라인과 긴곡선사각턱수술을 이용한 브이라인 -**
T절골 턱끝수술과 사각턱수술을 이용한 브이라인(왼쪽 사진)의 경우, 턱끝의 양쪽 각진 부분(빨간색 동그라미)이 유지되어 자연스러움을 보존하고, 양쪽 턱의 대칭(파란색 동그라미)을 맞추기가 긴곡선 절골술(오른쪽 사진)에 비해 수월합니다.

## 안면윤곽수술을 받지 말아야 하는 경우도 있나요?

(실제 사진은 앞서 말씀드린 "잘못된 진단" 이야기에 실려 있습니다.)

얼굴뼈 수술은 말 그대로 얼굴형을 바꾸는 큰 수술이며, 그만큼 효과도 드라마틱하지만, 제대로 진단하고 진단에 맞는 정확한 수술을 받아야 합니다. 그런데 얼굴뼈 수술의 난이도 범위가 너무 넓어 모든 얼굴뼈 수술을 할 수 있는 의사와 병원은 극히 제한적입니다. 그래서 정확한 진단이 안 될 때도 많고, 진단이 제대로 안 되니 잘못된 수술을 받는 경우도 많습니다. 그중에서 오진이 가장 많은 부분이 안면윤곽수술과 양악수술의 진단입니다. 양악수술이 필요한데 진단이 안 되거나, 진단이 되더라도 할 수 있는 환경이나 의사가 없어서 윤곽수술로 대체하는 경우가 많습니다. 여기서는 안면윤곽수술을 받으면 안 되는 경우에 대해 말씀드리겠습니다.

첫 번째 안면윤곽수술을 받지 말아야 하는 경우는 밋밋한 혹은 접시처럼 패여 있는 프로필입니다. 환자분들이 얼굴이 크다고 표현할 때 두 가지 경우가 있습니다.

큰 얼굴의 첫 번째 원인은 그야말로 광대뼈, 사각턱뼈 등 얼굴의 절대적인 크기가 큰 경우입니다. 이 경우에는 광대축소술이나 사각턱수술 같은 안면윤곽수술을 통해 교정할 수 있습니다.

큰 얼굴의 두 번째 원인은 프로필입니다. 동양인, 특히 북동아시아인의 경우 얼굴이 밋밋합니다. 옆에서 바라본 얼굴 라인, 즉 이마에서 코, 입술, 턱끝까지 내려오는 프로필 라인이 서양인은 볼록한 반면, 동양인은 밋밋하거나 접시 모양으로 패여 있습니다. 이 경우 얼굴이 큰 것이 아니라 평면적이어서 너부데데하게 보입니다. 이렇게 너부데데해서 얼굴이 커 보이는 경우, 환자는 이를 인지하지 못하고 얼굴이 크다고 생각해 성형외과를 찾습니다.

이때 의사가 프로필에 대한 정확한 진단을 내려야 하지만, 문제는 의사조차도 프로필에 대한 진단을 제대로 하지 못하는 경우가 있다는 것입니다. 그 결과로 사각턱수술이나 광대수술을 받게 되면 어떻게 될까요? 얼굴이 길어지게 됩니다. 깔때기가 되는 경우도 있습니다. 따라서 프로필이 밋밋하거나 접시처럼 패인 얼굴형, 평면적이고 너부데데한 얼굴형에는 안면윤곽수술을 받지 않는 것이 좋습니다.

두 번째로 안면윤곽수술을 받으면 안 되는 경우는 중심축이 휘어 있는 안면비대칭입니다. 얼굴 중심 축이 반듯한데 양쪽 폭이 차이가 나는 비대칭의 경우에는 광대수술, 사각턱수술, 턱끝수술로 교정할 수 있습니다. 그러나 얼굴 중심축이 휘어 있는 안면비대칭은 안면윤곽수술로 교정해서는 안 됩니다.

안면윤곽수술을 하기 전에는 얼굴이 넓어서 중심 축이 휘어 있다는 생각을 못할 수 있지만, 안면윤곽수술을 통해 얼굴 폭을 좁히면 중심 축이 휘어 있는 모습이 적나라하게 드러나게 됩니다. 또한, 턱끝전진술을 하면 전진하기 전에는 보이지 않았던 비대칭이 전진 후에는 확연하게 턱끝이 한쪽으로 돌아가 보입니다. 그래서 일부 환자분들은 "안면윤곽수술을 하고 비대칭이 생겼어요"라고 말씀하시지만, 이는 안면윤곽수술로 비대칭이 생긴 것이 아니라 기존에 있던 안면비대칭이 수술 후 도드라져 보이는 것입니다.

또한, 중심축이 휘어 있는 안면비대칭에서 안면윤곽수술을 하면 안 되는 가장 중요한 이유는 얼굴 중심축이 휘어 있는 경우 턱관절의 기능과 관련이 있기 때문입니다. 미용적인 비대칭뿐 아니라 턱관절의 기능적인 부분과도 연관이 되어 있기 때문에, 중심축이 휘어 있는 비대칭은 반드시 양악수술을 통해서 바로 잡아야 하며, 안면윤곽수술을 받아서는 안 됩니다.

세 번째로 안면윤곽수술을 하면 안 되는 경우는 주걱턱입니다. 주걱턱은 아랫턱이 나온 상태를 말합니다. 경미하게 나와 있는 주걱턱의 경우, 사각턱과 턱끝수술을 통해 전체적으로 아래턱을 줄여주는, 제가 개인적으로 '하관줄임술'이라고 부르는 수술을 하기도 합니다. 그러나 일반적으로 환자분들이 주걱턱이라고 표현하는 정도의 주걱턱은 안면윤곽수술을 받으면 오히려 얼굴이 길어집니다. 이 경우 반드시 양악수술을 받아야 합니다.

따라서 중심축이 휘어 있는 안면비대칭, 밋밋한 프로필, 그리고 주걱턱의 경우에는 아주 경미한 경우가 아니면 안면윤곽수술을 받지 말고 양악수술을 받으셔야 합니다.

## 안면윤곽수술 부작용에는 무엇이 있나요?

안면윤곽수술 후 발생할 수 있는 부작용은 가벼운 불만족부터 생명을 위협하는 대량출혈까지 다양한 경우가 보고되고 있습니다. 여기에서는 임상에서 가장 흔히 접하는 대표적인 부작용과 그 치료 방법에 대해 설명드리겠습니다.

### ① 광대수술 후 부작용

광대수술 후 발생할 수 있는 부작용에는 응급으로 교정해야 하는 부작용과 장기적으로 6개월 정도 지나 모든 치료가 완료된 후에 교정해야 하는 부작용이 있습니다.

광대수술의 경우 수술 방법이 다양한 만큼 부작용의 발생 빈도도 높기 때문에, 부작용을 분류하고 분석하여 수술 시기 및 교정 방법 등에 대한 내용을 제가 국제 학술지인 Journal of Craniofacial Surgery(SCI 저널)에 발표하였습니다. 이는 아마도 세계 최초로 광대수술 부작용의 치료 가이드라인을 제시한 논문일 것입니다.

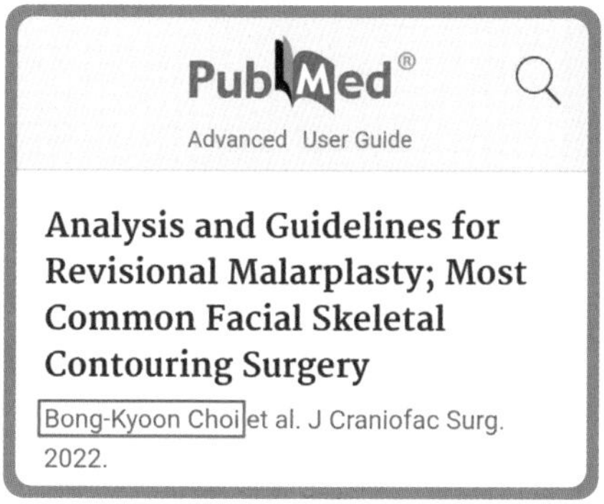
PubMed®

Advanced User Guide

**Analysis and Guidelines for Revisional Malarplasty; Most Common Facial Skeletal Contouring Surgery**

Bong-Kyoon Choi et al. J Craniofac Surg. 2022.

국제학술지(SCI저널)인 Journal of Craniofacial Surgery에 발표한 논문 -
가장 흔한 안면윤곽수술인 광대수술 후 발생하는 부작용을 분류하고 분석하여 가이드라인을 제시한 논문으로 국제 학술지(SCI 저널)에 발표되었음.

광대수술 후 응급으로 처치해야 하는 첫 번째 부작용은 광대뼈의 불유합과 처짐입니다. 이는 광대를 고정하지 않거나, 고정하였으나 여러 이유로 광대뼈가 벌어지고 아래로 처진 경우를 말합니다. 광대뼈가 떨어지면 볼처짐이 생길 뿐만 아니라, 아래턱뼈의 갈고리돌기와 부딪쳐 심하면 충돌증후군(Impingement syndrome)이 발생할 수 있습니다. 이러한 경우, 광대뼈가 무너졌을 때에는 시기에 상관없이 즉각적으로 광대뼈를 제 위치에 고정해주는 재수술을 시행해야 합니다.

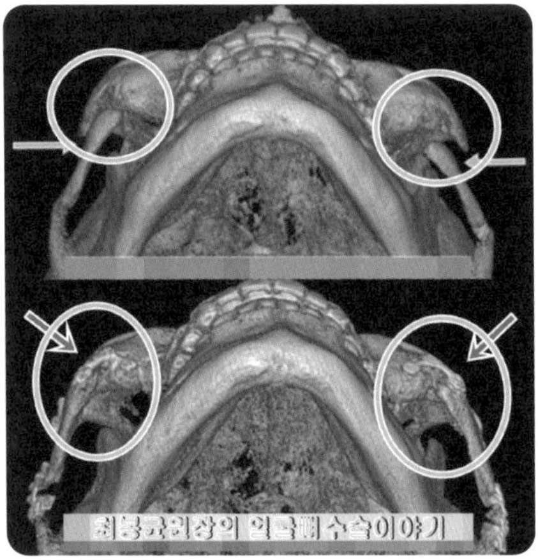


응급 광대 재수술 -
광대뼈가 제 위치에서 벗어나 안쪽으로, 아래쪽으로 밀려 볼처짐 및 개구 장애가 발생(위 사진)하여 응급으로 재수술을 통해 광대뼈가 제 위치로 돌아간 모습(아래 사진)

즉각적인 처치를 요하는 두 번째 부작용은 부비동 안의 이물질입니다. 정기적인 CT 촬영에서 부비동 안에 이물질이 발견되었을 경우 반드시 응급으로 들어가서 이물질을 제거해야 합니다. 이러한 이물질이 부비동염을 발생시킬 수 있으며, 부비동염이 심해지면 뼈가 유합되지 않고 비염이 생기며 심지어는 눈동자뼈까지 영향을 줄 수 있기 때문입니다. 따라서 부비동 안에 뼛조각을 비롯한 이물질이 남아 있는 경우에는 발견 즉시 즉각적으로 제거해야 합니다. 항간에서는 부비동 안에 있는 뼛조각이 흡수되어 괜찮다고 하지만, 이는 절대 흡수되지 않습니다. 피가 통하지 않는 뼛조각은 자가뼈라도 이물질로 간주됩니다.

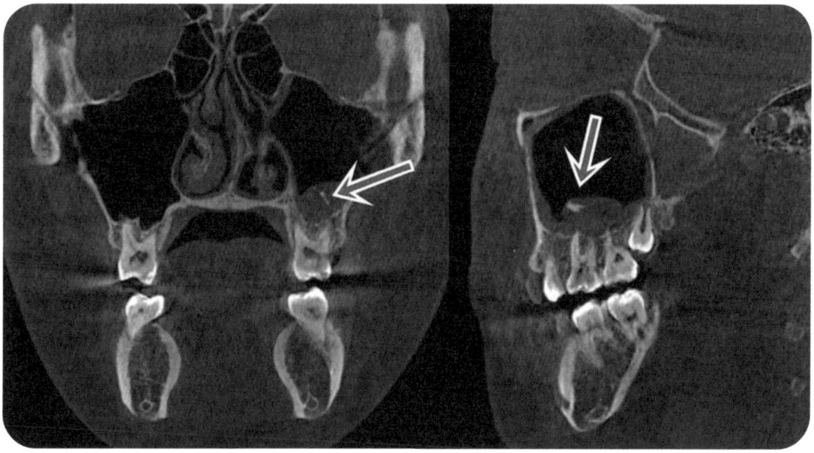

**광대수술 후 부비동염 응급수술 -**
광대수술 후 부비동에 남은 뼛조각(파란색 화살표)으로 인한 부비동염 치료를 위해 응급으로 뼛조각 제거 및 부비동염 치료를 시행함

그리고 즉각적으로 수술을 해야 하는 다른 경우는 눈동자나 턱관절에 고정핀이 박혀 있는 경우입니다. 잘못된 판단으로 절골선을 너무 앞에 만들거나 너무 아치 뒤쪽으로 절골하여 고정할 때, 그 나사가 안와골이나 턱관절을 침습한 경우 반드시 즉시 제거해야 합니다.

그 외의 부작용인 비대칭, 뼈의 경미한 벌어짐 혹은 볼 처짐 등의 경우는 6개월 후 최종 결과를 보고 재수술을 하는 것이 바람직합니다.

또한 광대수술은 비교적 안전한 수술로 알려져 있으나, 수술 중 깊은 얼굴 정맥(Deep Facial Vein)의 손상으로 대량 출혈이 발생할 수 있습니다. 이 혈관은 상악 옆 뒤쪽에 존재하는 날개근정맥얼기(Pterygoid plexus)라는 정맥 덩어리와 안면정맥(Facial Vein)을 이어주는 혈관으로, 손상되지 않도록 보존해야 합니다. 잘 알려지지 않았던 이 혈관에 대해 제가 찾아내서 해부학적으로 연구하고 손상 예방 및 대량 출혈 예방 방법을 연구하여 국제 학술지인 Journal of Craniofacial Surgery (SCI급 저널)에 발표하였습니다. 이제 출혈 걱정 없이 광대수술을 받으실 수 있습니다.

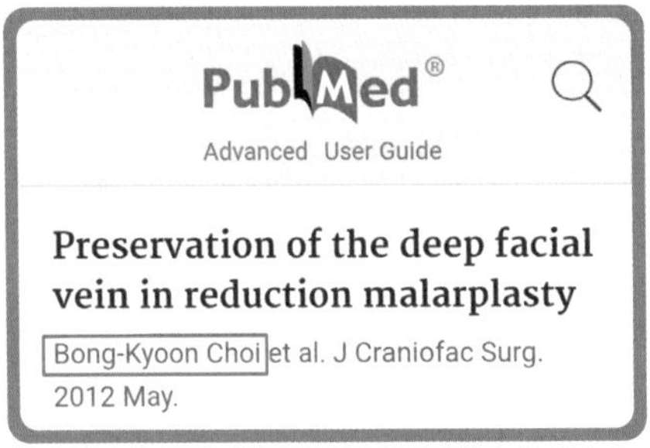


국제학술지(SCI저널)인 Journal of Craniofacial Surgery에 발표한 논문 -
가장 흔한 안면윤곽수술인 광대수술 시 발생할 수 있는 대량 출혈의 원인이 되는 깊은 얼굴정맥(Deep Facial Vein)의 해부학과 보존 방법에 관한 논문

### ② 사각턱수술 부작용

사각턱수술의 부작용 중 가장 일어나서는 안 되는 것은 하치조신경 손상입니다. 이는 과도하게 하악각을 절골하면서 신경을 포함한 신경관을 절단하는 경우 발생합니다. 과거에는 이런 문제가 자주 발생했으며, 현재도 심심치 않게 발생하고 있습니다. 하악각 절골이 아니더라도 피질골을 절골하면서 피질만 제거해야 하는데, 과도한 효과를 위해 피질뿐만 아니라 신경이 들어 있는 수질까지 두껍게 절골하여 신경 자체를 드러내는 경우가 있습니다. 이로 인해 신경 손상이 발생하면 아래 입술에 감각이 없어집니다. 따라서 사각턱수술을 할 때는

신경의 위치와 높이뿐만 아니라 피질에서 안쪽으로의 거리까지 측정하여 피질 절골이나 긴곡선절골술을 안전하게 시행해 신경을 보존해야 합니다.

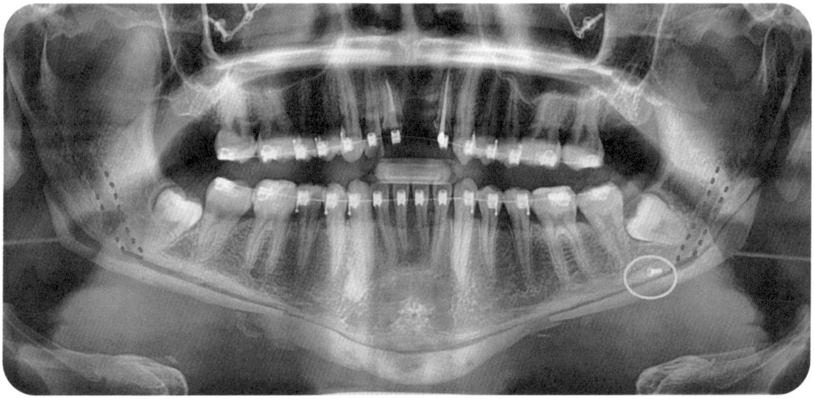

**사각턱수술 후 하치조신경 손상 -**
과도한 절골로 하치조신경(파란색 점선)이 절단(빨간색 실선)되어 양쪽 아래턱의 감각을 상실한 환자의 사진. 본시멘트를 이용한 아래턱 재건 사례

사각턱수술 후 발생할 수 있는 부작용 중 하나는 '개턱'입니다. 소위 '개턱'이라고 불리는 현상에는 두 가지 원인이 있습니다.

첫 번째는 환자분들께서 흔히 알고 계시는 과도한 절골로 인해 귀밑각이 없어진 경우입니다. 특히 귀밑각 부위를 절골할 때는 정확한 CT상에서 절골량을 계산하고, 그에 맞게 디자인하여 절골해야 합니다. 특히 하악각이 안쪽으로 말려 있는 경우에는 일반적인 절골로는 정면 효과가 없습니다. 그러다 보니 더욱 과도하게 절골하게 되는데, 이 경우 정면 효과는 없고 개턱이라는 부작용만 발생하게 됩니다. 정확한 진단이 반드시 필요한 부분입니다. 이 경우 자가골이나 인공뼈를 이용해 재건 수술을 하게 됩니다.

두 번째는 잘못된 진단으로 인해 사각턱 라인이 긴 경우입니다. 즉, 주걱턱을 비롯해 아래턱이 앞으로 나와 있는 경우에 사각턱수술을 하면, 옆에서 바라본 귀밑각부터 턱끝까지의 아래턱 밑면의 길이가 더욱 길어집니다. 그러면 상대적으로 개턱으로 보이게 됩니다. 이 경우는 매우 진단이 어려운 경우입니다. 최근에는 이렇게 진단이 잘못되어 전후로 긴턱인데 개턱으로 오진받고 부적절한 수술을 받고 오시는 경우가 많습니다. 이러한 경우에는 재건이 아니라 양악수술을 통해 아래턱의 전후 길이를 줄여야 합니다. 양악수술 중 '회전'이라는 수술을 통해 아래턱을 전반적으로 뒤로 밀어넣어 전후 길이를 줄이는 수술을 하게 됩니다. 단, 무조건 회전만 하면 기도가 좁아지고 기능적인 문제가 발생할 수 있기 때문에 추가적인 시술도 함께 진행해야 합니다.

부작용을 방지하려면 정확한 진단을 통해 제대로 된 수술을 받으시길 바랍니다.

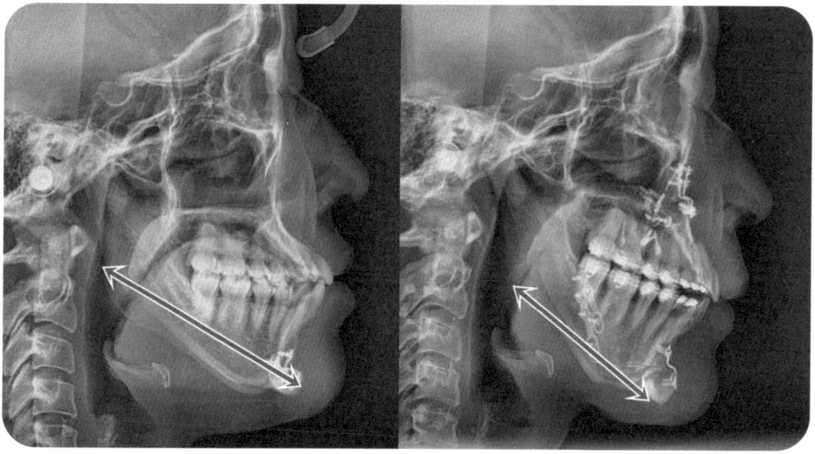

**개턱을 치료하기 위해 양악수술 시행 -**
개턱의 원인중에 아래턱의 전후길이가 긴경우 이물질재건이 아니라 양악수술을 통해서 아래턱의 전후길이를 줄여준 개턱치료 전후 사진

사각턱수술 후 발생할 수 있는 부작용 중 하나는 하치조신경의 노출입니다. 이 현상은 최근에 제가 발견하고 공론화한 부작용이라고 할 수는 없습니다. 신경이 노출된 경우 해당 부위를 건드리면 찌릿찌릿한 통증이 발생하지만, 그 외에는 큰 문제가 없습니다.

최근에는 이렇게 노출된 신경을 인공물질로 덮어주는 수술을 받는 경우가 많아졌습니다. 그러나 이 과정에서 박리를 하면서 신경에 손상을 줄 확률이 매우 크고, 재건 후에도 이물질에 의한 신경 자극으로 고생할 수 있습니다. 이러한 '수술을 위한 수술'에 대해 저는 개인적으로 반대하며, 저희 가족이나 지인에게는 절대 추천하지 않습니다.

신경이 노출되었을 때 발생할 수 있는 문제는 주로 한 가지입니다. 양악수술을 하게 될 경우 노출된 신경이 손상될 가능성이 매우 큽니다. 그러나 이러한 경우에도 신경이 손상되지 않게 수술하는 방법이 있습니다. 뼈 수술이지만 연부조직 및 신경 박리부터 주의해야 합니다.

아래 사진은 사각턱수술 후 하치조신경이 노출된 환자가 양악수술을 받은 경우입니다. 신경이 노출되었음에도 불구하고 신경이 온전하게 보존되었습니다.

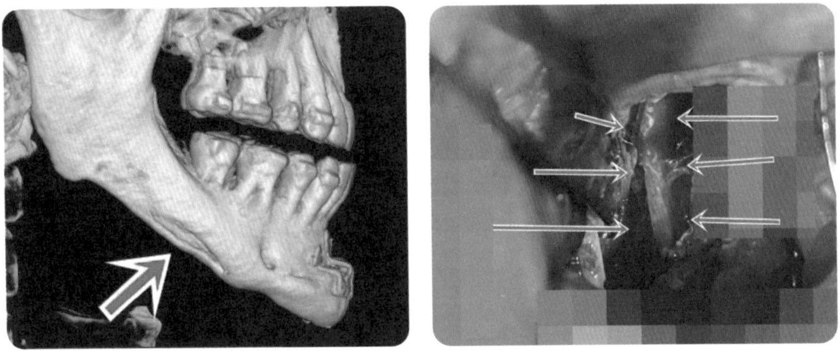

**신경노출 환자의 신경이 양악수술 후 온전히 보존된 사진 -**
신경이 노출되어 신경손상이 100% 예상되었던 환자의 섬세한 신경박리와 제가 개발한 Manual Twist Technique으로 양악수술 후 신경이 온전히 보존된 사진(오른쪽 사진 빨간색 화살표)

마지막으로 사각턱수술 시 절골이 완벽하게 되지 않은 상태에서 뼛조각을 꺼내려고 무리한 힘을 주게 되면 절골선이 턱관절로 올라갑니다. 즉, 턱관절절골이 일어납니다. 이 경우 6개월 정도의 악간고정을 해줘야 하는 괴로운 치료과정이 필요합니다. 따라서 사각턱절골을 할 때는 뼛조각이 자연스럽게 떨어져 나올 정도로 뼈가 자연스럽게 움직일 때 뼛조각을 꺼내야지, 조금이라도 어딘가 붙어있는 것 같은 느낌이 있을 때에는 과도한 힘으로 턱뼈 조각을 꺼내시면 안 됩니다. 턱관절까지 손상을 줄 수 있습니다.

### ③ 턱끝수술 부작용

턱끝수술 부작용으로는 하치조신경 혹은 턱끝신경의 손상이 있습니다. 하치조신경이 아래턱뼈 속을 지나가다가 턱끝구멍으로 나오면 신경의 이름이 턱끝신경으로 바뀝니다. 그런데 턱끝수술을 위해 절골을 하는 과정에서 턱끝신경이 손상되기도 합니다. 하치조신경 레벨에서 손상이 되기도 합니다.

그래서 턱끝수술을 할 때는 반드시 턱끝신경을 눈으로 직접 확인하고 아래쪽을 절골해야 합니다. 제가 항상 강조하는 부분입니다. 사람의 몸을 수술하는 데 있어서 "이쯤이면 되겠지?"라는 생각은 절대 해서는 안 됩니다. 항상 직접 확인하고 100% 안전하다고 생각될 때 절골과 절개를 해야 합니다.

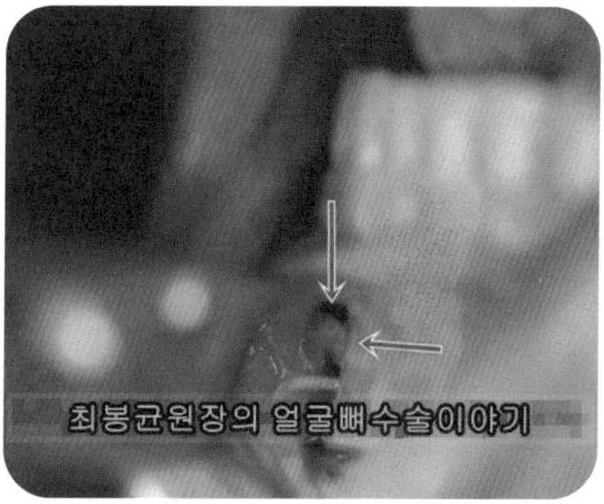


턱끝수술 시 반드시 확인해야 하는 턱끝신경 - 턱끝수술 시 턱끝신경(파란색 화살표)을 완벽하게 보존하기 위해서는 수술자의 눈으로 직접 확인하고, 안전한 부분을 절골해야 함

털끝수술 부작용으로는 사각턱수술과 동시에 진행될 때 발생하는 감각 저하가 있습니다. 최근 털끝수술과 사각턱수술을 동시에 시행하는 경우가 많은데, 절개선에 의해 털끝신경이 당겨지거나 과도하게 당겨져 손상되면서 발생합니다. 이는 매우 흔한 부작용입니다.

털끝수술과 사각턱수술을 동시에 시행할 때 대부분 절개를 사각턱 부위부터 털끝까지 길게 연결하게 되는데, 이때 절개해서는 안 되는 부분이 있습니다. 즉, 털끝수술 절개선과 사각턱 절개선 사이에 털끝신경이 나오는 부분은 절개를 하지 말고 점막을 온전하게 보존해야 합니다. 이 부분까지 절개가 되면 털끝구멍으로부터 나온 털끝신경이 당겨지고, 간혹 과도한 견인으로 절단되는 손상을 입기도 합니다.

털끝수술과 사각턱수술을 동시에 할 때는 반드시 털끝신경이 나오는 털끝구멍 부위는 절개하지 않아야 합니다!

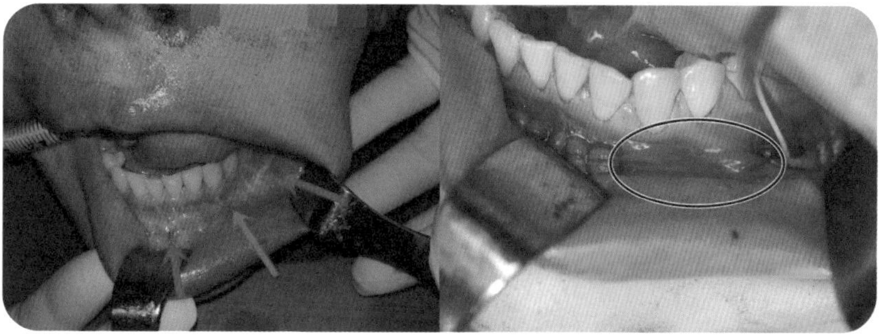

**잘못된 윤곽수술 절개선과 정상적인 절개선 -**
사각턱과 턱끝수술을 동시에 시행할때 턱끝신경이 나오는 턱끝구멍부위는 절개를 하지 말아야 하는데 절개를 가함으로서(왼쪽 사진 빨간색 화살표) 턱끝신경이 당겨지거나 절단되어 감각저하가 온 환자의 절개사진(왼쪽 사진)과 턱끝구멍 부위를 절개하지 않고 온전하게 보전하여 감각저하가 없는 환자의 절개사진(오른쪽 사진)

최근 들어 급증하고 있는 턱끝수술의 부작용 중 하나는 너무 과도한 욕심으로 만든 뾰족한 턱끝입니다. 뾰족한 턱끝을 원상 복원시키기 위해서는 자가 뼈를 이용해 턱끝을 넓혀주는 재건을 해야 합니다.

다른 방법으로는 뾰족한 턱끝의 바깥쪽에 본 시멘트나 티타늄 같은 이물질을 이용한 재건을 할 수도 있습니다. 그러나 이물질보다는 자가 조직인 자가 뼈를 이용한 재건을 추천해드립니다. 이때 이식되는 뼈는 해부생리학적으로 아무런 문제가 되지 않는 턱뼈에서 채취하며, 1년 정도가 지나면 전부 복원됩니다.

턱끝수술 부작용으로 뼈의 감염이 많습니다. 일반적인 얼굴뼈 수술에 비해 턱끝수술 후 감염이 많은 이유는 턱끝뼈를 너무 작게 절골하는 경향이 있기 때문입니다. 뼈가 작게 절골될 경우 골막이 쉽게 박리되면서 뼈의 혈행이 나빠집니다. 혈행이 적은 상태에서 고정핀까지 많이 사용하면, 그 뼈는 감염이 되거나 흡수될 수 있습니다. 따라서 턱끝수술 시 뼈는 최소한의 조각으로 최대한 크게 절골해야 하며, 고정핀의 사용도 최소화하여 골막이 박리되지 않게 해야 합니다.

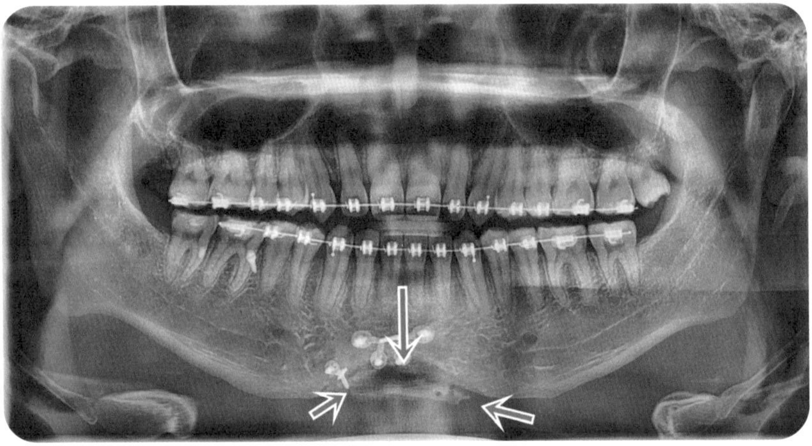

**턱끝수술 후 발생한 감염으로 발생한 턱끝뼈의 흡수 -**
턱끝수술 시 너무 작은 절골과 너무 많은 고정핀의 사용으로 감염이 발생하여 뼈의 흡수가 나타난 모습(빨간색 화살표)

턱끝수술 후 치명적인 부작용은 설하혈종입니다. Sublingual hematoma라고 불리는 설하혈종은 즉각적인 조치를 취하지 않을 경우 생명까지 위협할 수 있는 치명적인 부작용입니다. 이에 대해 해부학적으로 분석하고 메커니즘과 함께 처치법까지 연구하여 논문으로 작성하여 Journal of Craniofacial

Surgery라는 SCI급 저널에 발표했습니다.

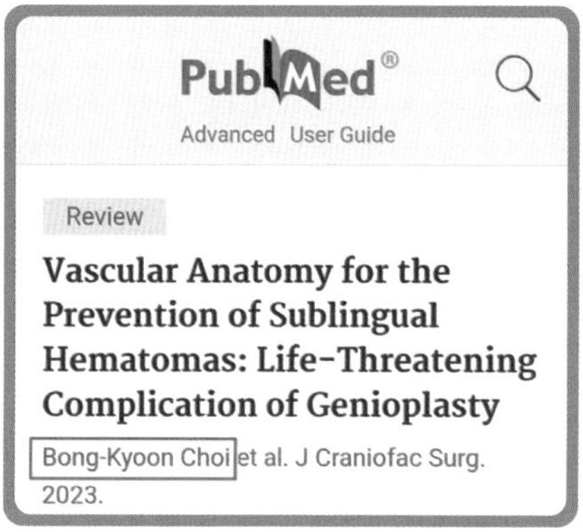


국제학술지(SCI저널)인 Journal of Cranio-facial Surgery에 발표한 논문 -
턱끝수술의 치명적인 부작용인 설하혈종을 일으키는 해부학을 연구하고 그 메커니즘을 밝힘과 동시에 예방법 및 치료법을 연구한 논문

# 귀족, 턱끝, 이마 등 보형물수술 이야기

# 07.

# 귀족, 턱끝, 이마 등 보형물수술 이야기

07.

얼굴 뼈에 변형이 있거나 만족스럽지 못한 골격 라인을 가지고 있을 때, 근본적으로는 얼굴 뼈를 절골하고 교정해주는 얼굴 뼈 수술을 시행하는 것이 원칙입니다. 그러나 이러한 얼굴 뼈 수술을 대신해 간단하게 해결할 수 있는 방법이 바로 보형물을 이용한 수술입니다. 얼굴에 시행되는 보형물 수술은 크게 세 가지로 나눌 수 있는데, 귀족수술, 이마수술, 그리고 턱끝보형물수술입니다. 사용되는 보형물의 재질로는 실리콘, 고어텍스, 본시멘트, 티타늄 등 여러 가지가 있습니다.

하지만 반드시 알아두셔야 할 점은 이 보형물들이 모두 이물질이라는 것입니다. 따라서 장기적으로 이물 반응에 의한 부작용이 많이 보고되고 있으므로, 가급적이면 이러한 보형물을 이용한 수술보다는 근본적인 얼굴 뼈 수술을 받으시는 것이 좋습니다. 또한 보형물을 이용한 수술은 경미한 얼굴 뼈 변형을 숨겨주는 일종의 가림 효과(masking effect)를 노리는 수술이지 근본적인 해결책이 될 수 없습니다.

귀족수술 뿐 아니라 턱끝보형물수술 그리고 이마수술까지 보형물 수술을 함에 있어서 공통적으로 해당되는 가장 중요한 원칙이 두가지 있습니다. 반드시 지켜줘야 될 원칙 첫 번째는 보형물을 정확한 위치에 넣어 줘야 하는 것이고 두 번째는 보형을 고정을 해줘야 된다는 것입니다. 왜냐면 보형물은 뼈 위에 얹혀놓는 형식의 수술이기 때문에 보형물이 얼마든지 움직일 수 있습니다. 보형물 수술의 가장 흔한 부작용은 보형물이 기존의 위치에서 이동하면서 발생하는 부작용입니다.

특히 귀족수술이나 턱끝 보형물 수술 시 보형물이 정확한 위치에 삽입되지 않거나 이동하면, 치아 뿌리의 위치에 보형물이 자리잡게 되어 치아 뿌리를 덮고 있는 뼈가 흡수되어 치아 뿌리가 노출될 수 있습니다.

이렇게 보형물에 의한 뼈의 흡수에 대해서 설명을 드렸더니 일부에서는 보형물에 의한 뼈 흡수가 1-2mm 혹은 기껏해야 3-4mm에 불과한데 이것이 무슨 영향을 미칠 수 있느냐는 질문을 하시는 분들이 있습니다. 보형물에 의한 뼈 흡수는 물론 1-2mm에서 최대 3-4mm에 불과하지만, 치아 뿌리를 덮고 있는 뼈의 두께는 1-2mm가 되지 않습니다. 즉, 1mm의 뼈 흡수가 일어나더라도 치아가 노출되어 치아 뿌리에 염증이 생기고 치통으로 고생할 수 있습니다.

따라서 얼굴에 보형물을 삽입할 때에는 보형물을 최대한 작게 만들고, 정확한 위치에 삽입하며, 움직이지 않도록 제대로 고정해야 합니다. 귀족수술의 경우, 보형물이 치아 뿌리까지 내려오지 않도록 하고, 턱끝 보형물 수술의 경우 보형물이 치아 뿌리까지 올라가지 않도록 위치를 지켜야 합니다.

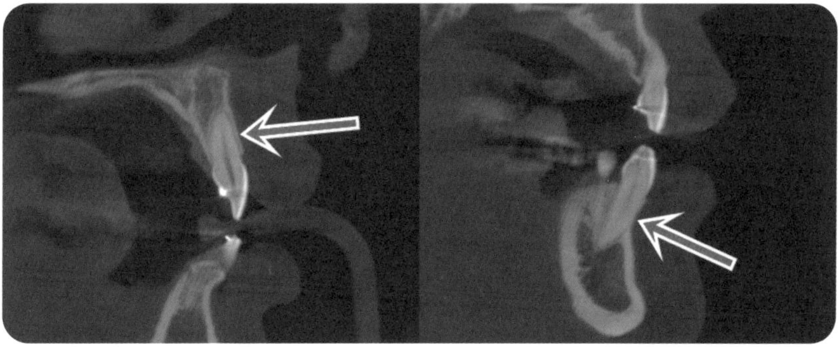

**치아 뿌리를 덮고 있는 턱뼈의 두께 -**
치아의 뿌리를 덮고 있는 위턱뼈(왼쪽 사진의 파란색 화살표)와 아래턱뼈(오른쪽 사진의 파란색 화살표)는 1mm 안팎으로, 미량의 뼈 흡수에도 치아 뿌리가 노출되어 치통이 발생할 수 있습니다.

보형물을 정확한 위치에 넣고 움직이지 않게 고정하는 방법은 원장님들마다의 노하우가 있습니다. 따라서 환자분들께서는 수술 전에 반드시 이 두 가지 방법에 대해 수술자에게 확인을 받고, 제대로 알고 이해한 후 수술을 받으셔야 합니다.

또한 보형물 삽입 시, 제 개인적인 경험으로 볼 때 보형물의 두께가 6mm를 초과하면 안 됩니다. 저희 교수님께서는 얼굴에 사용하는 모든 보형물은 5mm 이상 두께를 넘기지 말라고 강조하셨는데, 제가 경험한 바로는 5-6mm까지가 적당하다고 생각됩니다. 6mm를 초과하는 보형물의 경우, 환자분들께서 이물감을 느끼시고 보형물의 이동, 과도한 뼈 흡수 및 이물 반응에 의한 여러 문제점이 발생할 수 있습니다.

최근 들어 얼굴 뼈 수술 대신 보형물 수술을 통해 얼굴 뼈 수술의 효과를 얻으려는 경우가 많습니다. 위에서 설명드렸듯이 보형물 수술은 경미한 얼굴 뼈 변형을 가려주는 일종의 쁘띠 수술입니다. 효과를 극대화하기 위해 과도하게 큰 보형물을 사용하여 근본적인 얼굴 뼈 수술의 효과를 노리시면 안 됩니다. 얼굴뼈에 사용되는 보형물은 6mm를 넘지 않는 것이 좋습니다.

또한 보형물은 최대한 작게 조각하여 삽입해야 이물 반응을 최소화하고, 넓은 보형물로 인한 뼈 흡수를 최소화할 수 있습니다.

### ① 귀족수술

귀족수술만큼 재미있는 수술명도 없습니다. 원래는 Paranasal Augmentation 혹은 Perialar Augmentation라는 수술로 흔히 PA라고 불리며, 콧망울 주변에 패인 곳을 증강시켜주는 수술입니다. 팔자주름으로 이어지는 콧망울 주변이 깊게 패여 있으면 나이가 들어 보이고 빈티가 나기 때문에, 그 부분을 증강시켜주면 귀티가 나서 귀족수술이라는 이름이 붙여진 것으로 보입니다.

귀족수술에는 주로 실리콘, 고어텍스 또는 기타 보형물이 사용되며, 근본적인 해결책은 상악골을 전진시키는 양악수술입니다. 귀족수술은 얼굴 보형물 수술 중에서 가장 흔히 시행되는 수술 중 하나로, 그만큼 부작용도 많습니다.

앞서 말씀드렸듯이, 귀족수술을 할 때는 두 가지 원칙을 반드시 지켜야 합니다. 보형물을 정확한 위치에 삽입하는 것, 보형물을 고정하는 것입니다. 보형물이 잘못된 위치에 들어가거나 고정을 하지 않으면 보형물이 이동하여 환자분들이 고생하는 경우가 많습니다. 특히 귀족수술의 경우, 보형물이 원래 위치보다 약간만 아래쪽으로 이동해도 치아 뿌리를 덮게 됩니다. 치아 뿌리 부분에 보형물이 위치하면, 치아 뿌리를 덮고 있는 뼈가 흡수되어 없어짐으로써 치아 뿌리가 노출되고, 이로 인해 치통을 유발하는 경우가 많습니다. 심하게 이동된 경우에는 보형물이 입안의 점막을 뚫고 입안으로 튀어나오는 사례도 있었습니다. 따라서 반드시 보형물을 정확한 위치에 삽입하고 고정하여 움직이지 않도록 해야 합니다.

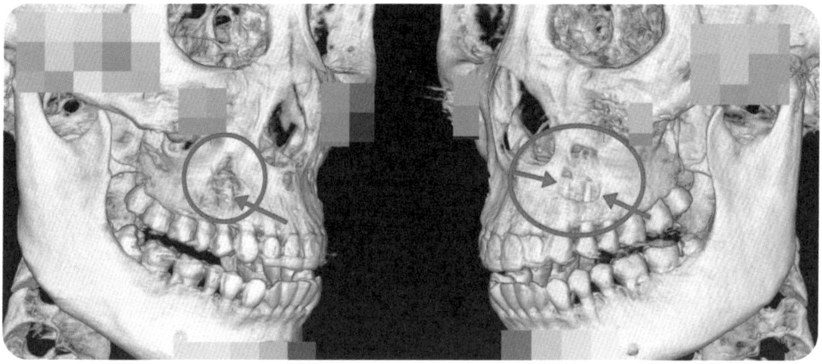

귀족수술 후 귀족 보형물에 의한 뼈 흡수로 치아노출 -
귀족수술 후 귀족 보형물이 잘못된 위치에 삽입되거나 보형물이 이동하여 치아 뿌리를 덮고 있는 위턱뼈가 흡수(빨간색 동그라미)되고, 치아 뿌리가 노출되어(빨간색 화살표) 치통으로 고생한 환자의 CT

귀족 보형물의 고정 방법은 원장님들마다 노하우가 있고 병원마다 다릅니다. 수술 전에 반드시 원장님께 고정 방법을 확인하고 수술을 받으시기 바랍니다. 다만 제가 절대 권해드리지 않는 귀족 보형물 고정 방법은 나사를 이용한 고정입니다. 나사를 이용해 얼굴 뼈에 귀족 보형물을 고정할 경우, 나사가 뼈를 뚫고 상악동이라는 부비동으로 들어가게 되어 부비동의 염증 또는 부비동으로부터 보형물의 염증을 야기할 수 있습니다. 따라서 염증 반응이 나타날 수 있기 때문에, 귀족 보형물을 고정할 때 나사를 이용한 고정은 절대 하지 않는 것이 좋습니다.

귀족수술에는 여러 가지 보형물이 사용될 수 있지만, 절대 해서는 안 되는 귀족수술이 있습니다. 바로 자가 뼈를 이용한 귀족수술입니다.

어느 날 한 환자분께서 저를 찾아오셨습니다. 얼굴에 찌릿찌릿한 통증이 느껴지는데, 음식을 먹거나 표정을 짓거나 입을 움직일 때마다 통증이 발생한다고 하셨습니다. 환자분은 12년 전에 귀족수술을 받은 적이 있다고 했습니다. 그래서 인공보형물에 의한 이물 반응으로 생각하고 검사를 진행했습니다. 엑스레이와 CT를 찍어보니 팔자주름 부위에 나사가 덩그러니 박혀 있었습니다. 알고 보니 자가 뼈를 귀족수술 부위에 이식하고 나사로 고정한 경우였습니다.

제가 그렇게 하지 말라고 여러 번 말씀드렸지만, 아직도 안면윤곽수술 후 남은 뼈 조각을 이용해 서비스처럼 귀족수술을 하는 경우가 많습니다. 이렇게 이식된 뼈는 거의 대부분 흡수되어 없어집니다. 문제는 이식된 뼈를 고정하기 위해 나사를 사용하는데, 이식된 뼈는 전부 흡수되고 나사만 남아 자극으로 인해 주변 연부조직에 염증을 유발시켜 통증을 느끼게 됩니다.

자가 뼈를 이식할 때는 귀족수술과 같이 뼈 위에 뼈를 올려놓는 On-lay 방식의 뼈 이식은 절대 하지 말아야 합니다. 뼈의 생리를 잘 이해하지 못하는 의사들이 코성형수술할 때 귀연골을 쌓아 올리듯이 자가 뼈를 귀족수술 부위에 올려놓는데, 연골과 달리 뼈는 거의 대부분 흡수되어 없어집니다. 자가 뼈를 이용한 귀족수술은 절대 해서는 안 됩니다.

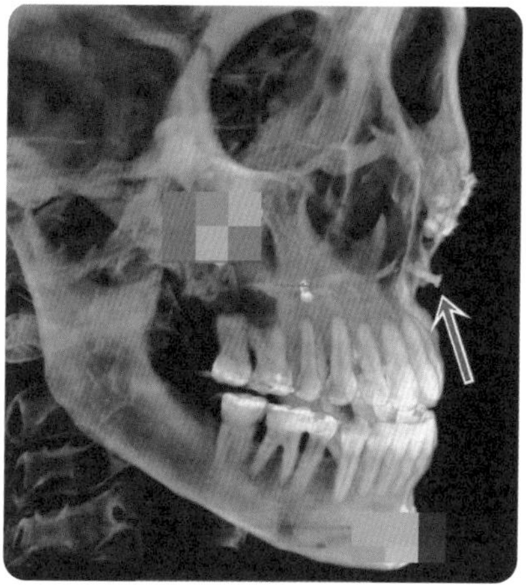

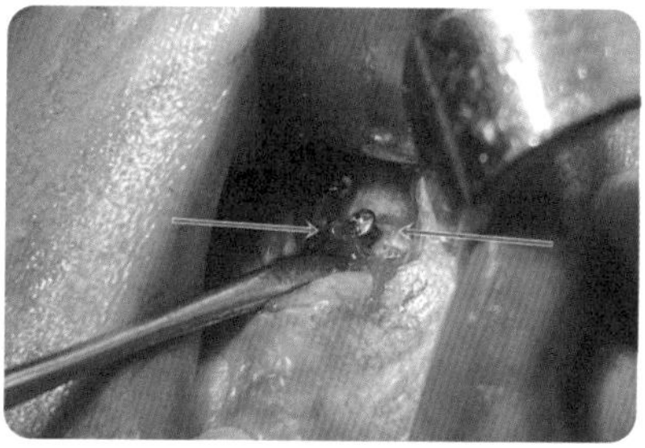

**자가뼈를 이용한 귀족수술 후 뼈흡수 -**
자가뼈 귀족수술 후 이식된 뼈는 흡수되어 없어지고, 자가뼈 고정에 사용된 나사(파란색 화살표)만 남아서 주변 조직을 자극하고 염증을 야기하여 통증을 유발한 환자의 CT와 실제 나사 사진

## ② 턱끝 보형물 수술

얼굴의 보형물 수술 중에서 귀족수술과 더불어 가장 흔히 시행되는 수술은

바로 무턱 교정을 위한 턱끝 보형물 수술입니다. 무턱 수술의 근본적인 해결책은 턱끝전진술 혹은 하악왜소증과 같은 심각한 기능적인 문제를 동반한 무턱일 경우 양악수술이나 양악수술과 돌출입수술을 동시에 시행하는 것입니다. 무턱 증상이 경미하고 안면비대칭과 같은 다른 증상을 동반하지 않으며 무턱으로 인한 기능적인 문제가 없을 경우, 간단하게 시행할 수 있는 방법이 바로 턱끝 보형물 수술입니다. 앞서 말씀드린 대로 턱끝 보형물은 6mm 이상을 넘지 않아야 합니다. 환자분께서 이물감을 견디기 힘들고 미용적으로 턱 모양이 부자연스럽기 때문입니다. 기능적인 문제가 동반된 무턱의 경우 반드시 근본적인 뼈 수술을 해야 합니다. 예를 들어, 코골이를 동반한 무턱, 안면비대칭을 동반한 무턱, 혹은 돌출입이 심한 무턱의 경우 보형물이 아니라 근본적인 얼굴 뼈 수술을 해야 합니다. 보형물을 과도하게 넣을 경우, 위에서 언급한 부작용으로 인해 제거 후 결국 얼굴 뼈 수술을 받는 경우가 매우 흔합니다.

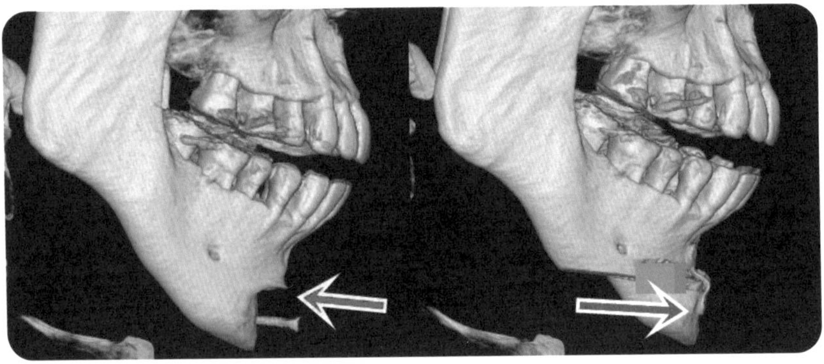

**턱끝 보형물 제거 후 턱끝전진술 -**
보형물로 인한 뼈 흡수(빨간색 화살표)가 심하고 이물감 및 통증으로 보형물 제거 후 턱끝전진술(파란색 화살표) 시행함

턱끝 보형물 수술에서 가장 흔한 부작용으로는 보형물 이동에 의한 치아 노출 및 치근단염 같은 치아 염증이 있습니다. 보형물은 반드시 턱끝 부분에 위치해야 하며, 움직이지 않도록 고정해야 합니다. 보형물이 너무 위쪽에 삽입되거나 고정되지 않아 위로 이동하면 치아 뿌리를 덮게 되어 치아 뿌리를 덮고 있는 뼈가 보형물에 의해 흡수되고, 뿌리가 노출되어 염증을 유발합니다. 이로 인해 환자는 치통을 호소하며 치과를 방문하게 되지만, 치과에서는 보형물 문제를 생각하지 않고 애먼 다른 치료를 시행하게 됩니다.

또한, 보형물이 치아 뿌리뿐 아니라 신경이 나오는 부위에 잘못 위치하여 신경을 자극하면 감각 이상을 초래하는 경우도 흔합니다.

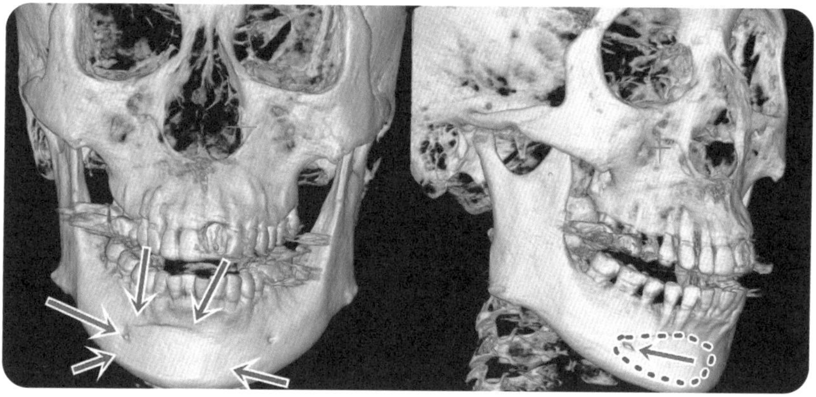

**턱끝 보형물의 이동으로 인한 신경 손상 -**
턱끝 실리콘 보형물(파란색 점선)이 이동하여 턱끝 신경(빨간색 화살표)을 자극하고, 턱끝 감각 이상이 발생하여 보형물을 제거한 사례

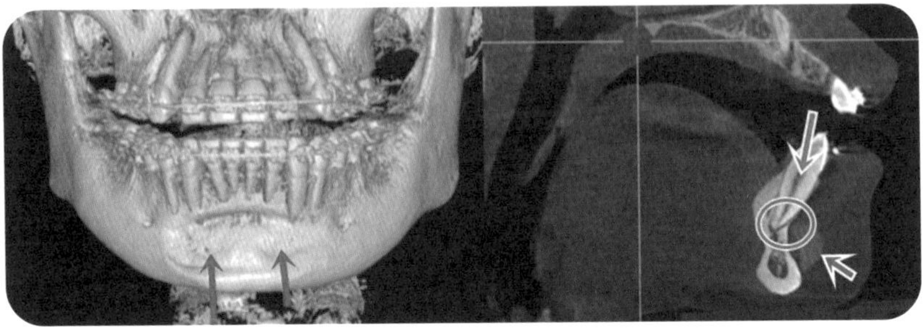

턱끝 실리콘 보형물에 의한 치아 손상 -
턱끝 보형물(파란색 화살표)이 위쪽에 위치하여 치아(빨간색 화살표)를 덮고 있는 뼈가 흡수되고, 이로 인해 치아 뿌리가 노출되어 자극(빨간 동그라미)되어 치통이 발생한 모습

그래서 턱끝 보형물 수술도 귀족 수술처럼 반드시 정확한 위치(턱끝 부분)에 보형물을 삽입하고, 움직이지 않도록 반드시 고정해야 합니다.

### ③ 이마 보형물 수술

이마가 밋밋할 경우 얼굴이 전체적으로 커 보이거나 강한 이미지를 줄 수 있습니다. 이러한 경우 이마를 봉긋하게 만들어주는 수술이 바로 이마 보형물 수술입니다. 최근에는 3D CT와 3D 프린터의 발달로 보형물 제작 기술이 급격히 발달하고, 수술 방법도 크게 변화하고 있습니다. 과거에는 석고로 이마에 본을 떠서 보형물을 만들었지만, 최근에는 3D CT와 3D 프린터를 이용하여 한결 정확하고 정밀하게 보형물을 제작하고 있습니다. 이로 인해 과거에는 불가능했던 이마 보형물 재수술도 기존의 보형물 제거와 동시에 가능해졌습니다.

이마 보형물 수술은 이마에 절개를 가하지 않고 머릿속에 절개를 가해 보형물을 삽입합니다. 이로 인해 눈으로 직접 삽입 부위를 볼 수 없기 때문에, 보형물을 정확한 위치에 삽입하는 것이 매우 어렵습니다. 물론, 정확한 위치에 삽입하는 방법에 대해서는 원장님마다 각자의 노하우가 있습니다. 1mm도 어긋나지 않게 정확한 위치에 보형물을 집어넣는 방법이 있으며, 기타 얼굴 보형물 수술과 마찬가지로 반드시 고정을 해서 보형물이 움직이지 않도록 해야 합니다. 특히, 이마 보형물이 움직일 경우 피나 물이 차는 증상이 발생하여 나중에 보형물을 제거해야 하는 상황이 생길 수 있으므로, 반드시 정확한 위치에 놓고 고정하는 것이 매우 중요합니다.

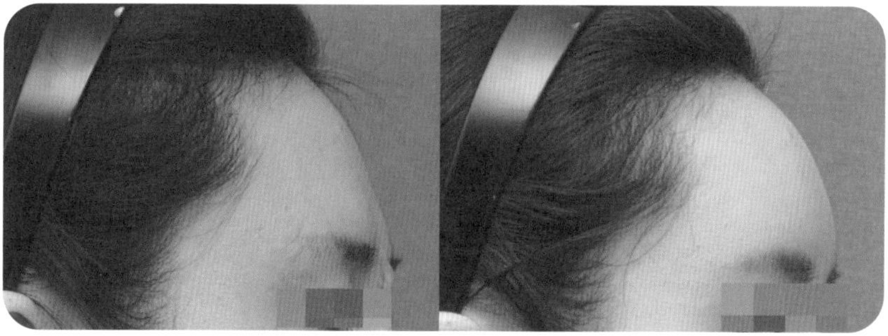

**이마 보형물 수술 전후 -**
밋밋한 이마 성형을 위해 실리콘 보형물을 삽입하는 이마 성형 수술 전후

# 가장 흔한 증상별 수술이야기

# 08.

# 가장 흔한 증상별 수술이야기

08.

얼굴뼈 수술 중에서 수술 범위가 가장 넓고, 따라서 오진이 흔한 질환을 중심으로 설명하고자 합니다. 수술 범위가 넓다는 말은 같은 증상이라도 환자의 상황에 따라 진단이 달라지고, 이에 따라 간단한 수술부터 복잡한 수술까지 다양한 종류의 수술이 진단에 맞게 시행되어야 한다는 의미입니다.

제가 반복해서 말씀드리지만, 암 수술만큼이나 미용 수술에서도 정확한 진단이 가장 중요합니다. 정확한 진단을 위해서는 모든 종류의 수술을 숙지하고 수행할 수 있어야 합니다. 예를 들어, 뼈 수술을 하지 않고 간단한 보형물 수술만 하는 의사들은 뼈 수술은 위험하니 보형물 수술을 받으라고 할 것입니다. 얼굴뼈 수술 중에서도 안면윤곽수술만 하고 양악수술을 하지 않는 의사들은 양악수술은 부작용이 100%이고 목숨을 걸고 받아야 하며, 잃는 것이 많은 수술이기 때문에 양악수술 대신 안면윤곽수술을 받으라고 할 것입니다. 돌출입수술을 전문으로 하는 병원에서는 입이 1mm만 나와도 얼굴형이나 미용적인 부분을 전혀 고려하지 않고 무조건 돌출입수술만 권할 것입니다. 따라서 정확한 진단과 그 진단에 맞는 정확한 수술을 받기 위해서는 보형물 수술부터 안면윤곽수술, 돌출입수술, 양악수술까지 모든 얼굴뼈 수술을 할 줄 아는 의사를 찾아야 합니다.

여기에서는 가장 흔하게 잘못 진단되고 잘못된 수술이 진행되는 몇 가지 증상에 대해 자세히 설명드리겠습니다.

### ① 무턱시리즈

우리가 턱이 작거나 뒤로 밀려 있을 때 이를 무턱이라고 합니다. 하지만 '무턱'이라는 말은 증상일 뿐 진단명은 아닙니다. 즉, 무턱을 야기하는 진단명이 따로 존재합니다.

물론 사람마다 얼굴형이 다르듯이 턱의 크기나 모양도 달라 단순히 무턱인 경우도 있습니다. 이런 경우에는 문제가 되지 않지만, 특정 진단명이 있는 경우라면 정확한 진단을 통해 근본적인 치료를 받아야 합니다. 진단에 따라 20분이면 모든 과정이 끝나는 단순 턱끝전진술부터 2시간이 걸리는 양악수술, 3시간이 걸리는 양악수술과 돌출입수술까지 치료법이 달라질 수 있습니다.

같은 무턱인데, 이런 수술들은 도대체 언제 시행될까요? 무턱 증상 5형제에 의해 진단이 되고 근본적인 치료법을 강구해야 합니다.

첫 번째는 부정교합입니다. 상대적으로 윗치아가 앞으로 너무 많이 나오거나 윗치아가 아래치아를 너무 많이 덮는 등의 부정교합입니다. 이를 전문용어로 Over-Jet, Over-Bite 라고 하고 Class II 부정교합 입니다. 아래턱 전체가 뒤로 밀리거나 작은 경우에 이러한 부정교합이 발생합니다.

두 번째는 안면비대칭입니다. 단순히 한쪽 얼굴이 크다는 비대칭이 아니고, 얼굴의 중심축이 휘고 교합면이 기울어져 있는 안면비대칭입니다. 얼굴의 중심축이 휘는 비대칭의 경우 단순한 미용적인 비대칭뿐 아니라 기능적으로 문제가 생깁니다. 즉, 턱관절과 관련이 깊으므로 반드시 치료를 해야 합니다.

세 번째는 기도가 좁아져서 생기는 증상입니다. 즉, 코골이나 수면무호흡증 등의 증상입니다.

네 번째는 입이 너무 많이 나와 있는 심한 돌출입입니다.

다섯 번째는 턱관절질환입니다.

이러한 무턱 증상 5형제 중 몇 개가 나타나고 어떻게 복합적으로 나타나느냐에 따라 같은 무턱이라도 진단이 달라지고 치료법이 달라집니다.

무턱의 치료법을 설명드리겠습니다.

먼저 단순 턱끝전진술입니다. 무턱이라면 당연히 턱끝을 절골하고 앞으로 전진시키는, 즉 꺼내는 턱끝전진술을 먼저 생각합니다.

수술도 간단하고, 수술 후에 바로 퇴원하며 일상생활에도 지장이 거의 없습니다. 20분이면 수술의 모든 과정이 끝납니다.

이렇게 단순한 수술이지만 매우 까다로운 조건이 있습니다. 무턱 5형제의 증상이 전혀 없는, 그야말로 단순히 무턱만 있는 경우에 사용할 수 있습니다. 전진의 양은 환자의 무턱 정도에 따라 달라집니다. 단, 6mm를 초과해서 전진할 때는 일반적인 고정 외에 특수한 보강 고정이 필요합니다.

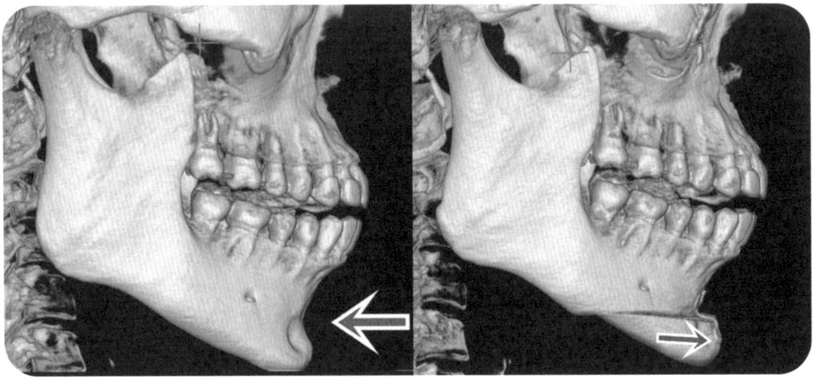

무턱 치료를 위한 단순 턱끝전진술 -
무턱으로 필러를 수년간 맞아서 턱끝뼈가 흡수되어 파여있는 환자의 단순 턱끝전진술 전후 CT

두 번째는 기도가 좁아져서 코골이가 있는 무턱의 경우 시행하는 이설근 전진을 동반한 턱끝전진술입니다. 턱끝전진술을 할 때 기도의 넓이를 조절하는 이설근을 턱끝과 함께 전진시키는 수술입니다. 이 수술은 무턱 증상 5형제 중에서 기도가 경등도로 좁아져 있고 기타 다른 무턱 증상이 없을 때 사용할 수 있는 방법입니다. 이설근을 전진할 때는 일반적인 절골이 아니라 턱끝의 이설근 부착 부위를 포함하는 절골을 위해 모자 모양의 절골을 하게 됩니다. 이때 단순히 이설근(Genioglossus muscle)뿐 아니라 턱끝에 부착된 이설골근(Geniohyoid muscle) 그리고 광경근(Platysma muscle)을 포함한 피부 연부조직까지 동시에 전진이 되기 때문에 단순 이설근 전진술과는 수술 과정도 다르고 결과도 완전히 다른 수술입니다. 이 경우 최소한 8mm의 전진을 해야 하므로 일반적인 고정 외에 특수 보강 고정이 필수적입니다.

이 내용은 제가 국제학술지 (SCI급 저널)에 논문으로 결과를 발표하였고, 검증된 수술법입니다.

PubMed®

Advanced User Guide

**Effects of Hat-Shaped Mortised Genioplasty with Genioglossus Muscle Advancement on Retrogenia and Snoring: Assessment of Esthetic, Functional, and Psychosocial Results**

Bong Kyoon Choi et al. Aesthetic Plast Surg. 2019 Apr.

국제학술지(SCI저널)인 Aesthetic Plastic Surgery에 발표한 논문 -
코골이가 있는 무턱에서 이설근 전진술을 동반한 모자 모양의 턱끝전진술의 미용적, 기능적 사회심리적 결과 분석에 관한 논문

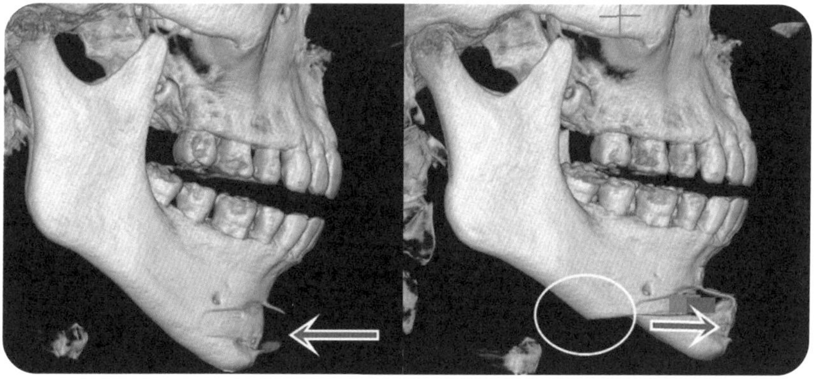

[턱끝의 보형물 제거 후 이설근 전진을 동반한 턱끝전진술(10mm) -
기도가 좁아져 있는 심한 무턱으로 보형물 수술을 받은 후 보형물로 인한 이물감뿐 아니라 턱끝 전진 효과가 적고 코골이가 있어서 이설근 전진을 동반한 턱끝전진술을 받은 환자의 수술 전후 CT

세 번째는 양악수술입니다.

무턱 증상 5형제가 복합적으로 나타날 때 시행하는 수술입니다. 특히 안면 비대칭 또는 기도가 좁아 발생하는 코골이 혹은 수면무호흡이 있을 때 반드시 양악수술을 시행해야 합니다. 다만, 돌출입이 너무 심할 경우 단순한 양악수술을 시행할 때는 주의를 기울여야 합니다. 단순히 기도를 넓히기 위해 상하악을 전진하면 입이 더 튀어나오고, 입을 넣기 위해 상하악을 후퇴시키면 기도가 더 좁아집니다. 따라서 돌출입이 심하거나 기도가 심하게 좁을 때는 제한적으로 사용해야 합니다. 최근 들어 양악수술은 2시간이면 수술의 모든 과정이 종료됩니다.

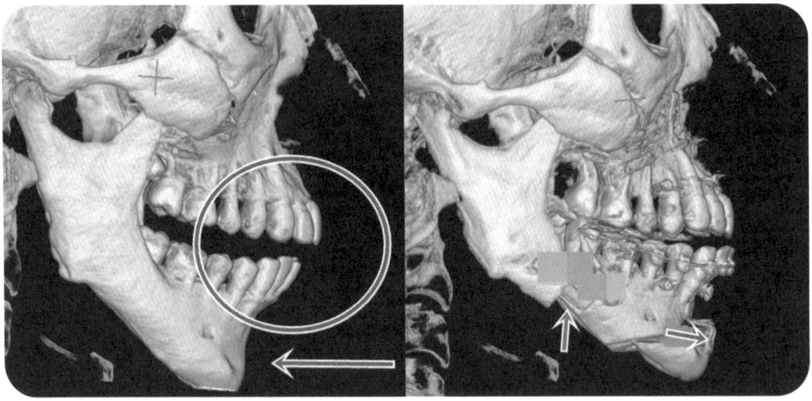

**심한 무턱치료를 위해 양악수술과 턱끝전진술(이설근전진) -**
심한 무턱과 기도가 좁아서 코골이 심한 경우 양악수수술과 이설근전진을 동반한 턱끝전진술을 시행해서 턱끝기준으로 20mm가 전진된 환자분의 수술 전후 CT

네 번째는 양악수술 + 돌출입수술입니다. 무턱 증상 5형제가 모두 나타난 경우에 시행합니다. 즉, 안면비대칭이 있고 부정교합이 있으며 심한 돌출입과 동시에 기도가 좁아져 있는 경우에 시행합니다. 이 수술로 무턱이 개선되고 돌출되었던 입은 들어가며 동시에 기도가 넓어집니다. 앞서 돌출입과 기도가 좁아져 있는 증상이 동시에 있을 경우 단순 양악수술을 통해 입을 후퇴시키면 기도가 좁아지고, 기도를 넓히기 위해 상하악을 전진시키면 입이 더 돌출되는 역효과가 있을 수 있다고 말씀드렸습니다. 이렇게 단순 양악수술로 입이 더 돌출되는 현상과 기도가 더 좁아지는 등의 부작용을 동시에 해결할 수 있는 방법이 바로 양악수술 + 돌출입수술입니다. 이 수술은 기도를 넓히고 입을 후퇴시키는 두 가지 상충된 증상을 동시에 해결할 수 있습니다. 입이 돌출되고 기도가 좁아져 있는 대표적인 질환이 하악왜소증입니다. 하악왜소증은 안면비대칭을 동반하기도 합니다. 물론 턱관절도 좋지 않죠. 하악왜소증의 근본적인 치료법은 양악수술 + 돌출입수술이라는 점을 강조드립니다. 양악수술 + 돌출입수술 시행 시 3시간이면 수술의 모든 과정이 종료됩니다.

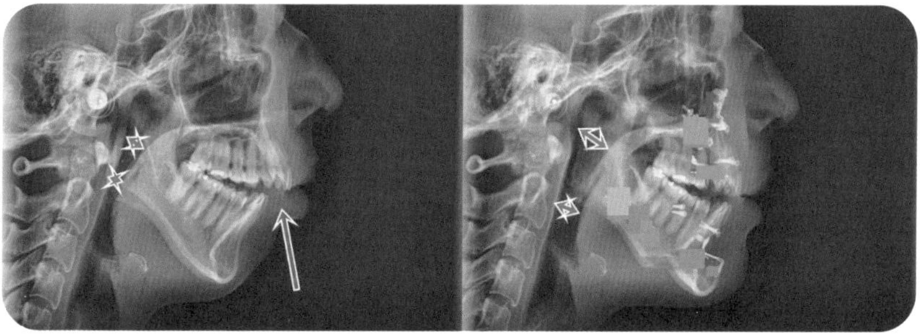

**하악왜소증 환자의 양악수술 + 돌출입(상악)수술 -**
입은 들어갔지만 아래턱이 전체적으로 10mm 전진하고 추가적으로 턱끝이 10mm 전진하여 결과적으로 20mm가 전진되어 기도가 넓어진 모습(빨간색 화살표)

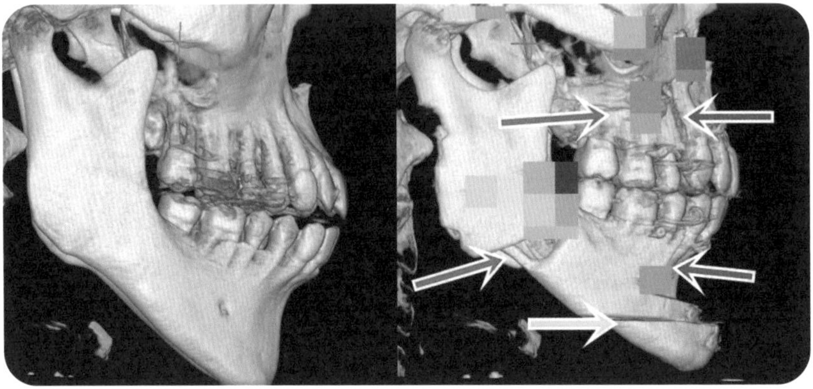

하악왜소증 환자의 양악수술 + 돌출입수술 + 턱끝전진술 + 광대축소술 전후 CT -
입이 들어감과 동시에 기도가 넓어지고 추가적으로 턱끝을 전진함으로써 기능적으로 코골이 증상이 없어졌을 뿐 아니라 턱끝이 또렷해지는 미용적인 효과를 얻음

### ② 안면비대칭시리즈

우리가 얼굴의 양쪽이 다를 때, 얼굴에 비대칭이 있다고 표현합니다. 이러한 안면비대칭을 나누는 기준은 매우 다양합니다. 연부조직 혹은 골조직이 비대칭인지, 또는 얼굴의 각 기관, 예를 들어 눈, 코, 입이 비대칭인지 여러 기준으로 비대칭을 정의할 수 있습니다. 그런데 이러한 여러 비대칭 기준 중에서 미용적인 부분뿐 아니라 기능적인 부분에까지 영향을 미치는 기준이 있습니다. 그 기준은 바로 얼굴의 중심선입니다. 얼굴의 중심선은 이마의 중심점부터 턱끝의 중심점까지 연결된 선으로, 한쪽으로 치우치지 않고 수직으로 내려와야 합니다. 얼굴의 중심선이 한쪽으로 휘어져 있는 경우, 중심선이 휘어진 쪽의 턱관절에 음식을 씹을 때 과부하가 걸려 턱관절에 안 좋은 영향을 줍니다. 그래서 얼굴의 중심선이 휘어진 안면비대칭은 반드시 치료해야 합니다.

얼굴의 중심선이 휘는 안면비대칭의 근본적인 치료는 양악수술입니다. 중심축이 휜다는 것은 위턱과 아래턱의 수직적인 길이가 다르다는 의미이므로, 양쪽 턱 모두 길이를 교정해야 합니다. 이렇게 위턱과 아래턱, 양쪽 턱을 수술하는 것을 양악수술이라고 합니다.

안면비대칭은 근본적인 해결책인 양악수술을 해야 합니다. 그러나 잘못된 진단이나 잘못된 수술로 인해 안면윤곽수술이나 보형물 수술을 받는 경우가 많습니다. 이러한 경우 근본적인 문제인 중심축이 반듯하게 교정되지 않아 턱관절이 악화되고, 결국 안면비대칭까지 악화되어 끝내 양악수술을 받는 경우가 많습니다.

안면비대칭의 실제 사례를 보여드립니다.

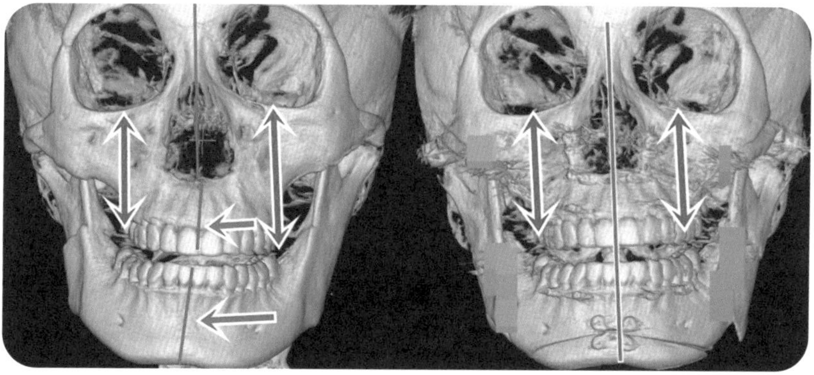

중심축이 휘어있는 안면비대칭의 치료 전후 -
양악수술로 위턱 길이(파란색 화살표)와 아래턱 길이를 같게 교정하여 중심축(빨간색 실선)이 반듯해졌음

위 사진을 보시면, 위턱의 길이와 아래턱의 수직적인 길이가 달라서 중심축이 환자의 오른쪽으로 휘어있습니다. 그러나 양악수술을 통해 위턱과 아래턱의 길이를 같게 교정하였고, 결과적으로 중심축이 반듯하게 교정되었음을 볼 수 있습니다.

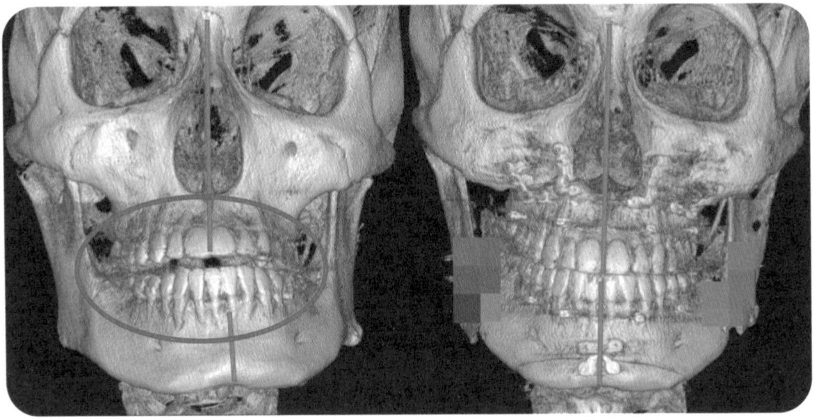

중심축(빨간색 실선)이 휘어있는 안면비대칭의 양악수술 치료 전후 -
양악수술로 중심선이 반듯해지고 교합면이 평평해져 미용뿐 아니라 기능적인 효과까지 거둔 경우

위 환자의 경우, 위턱의 중심선과 아래턱의 중심선이 어긋나 있었습니다. 이 경우 중심축을 반듯하게 교정하기 위해 양악수술을 시행하였습니다.

다음은 잘못된 진단으로 인해 중심축이 휘어있는 안면비대칭이 안면윤곽수술(사각턱수술, 광대수술, 턱끝수술)을 받은 후 악화되어 양악수술을 다시 받은 경우입니다.

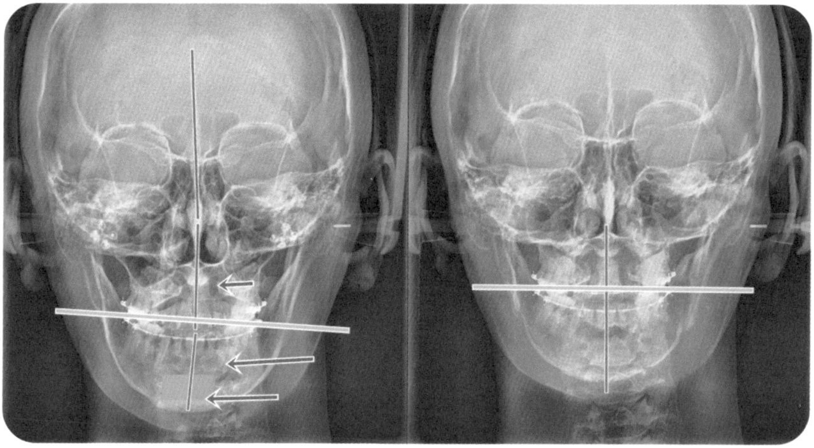

잘못된 진단으로 인한 재수술 -
중심축이 휘어있는 안면비대칭인데 잘못된 진단으로 안면윤곽수술(사각턱수술, 광대수술, 턱끝수술)을 받은 후 안면비대칭이 악화되어 양악수술을 받고 난 후 중심축(빨간색 실선)이 반듯해진 모습

위 환자는 안면비대칭인데 잘못된 진단으로 안면윤곽수술을 받은 후, 비대칭과 턱관절 통증이 악화되어 저희 병원을 방문하였습니다. 정확한 진단을 받고 양악수술을 받았습니다. 다음은 환자분의 내원 당시 턱관절 CT입니다.

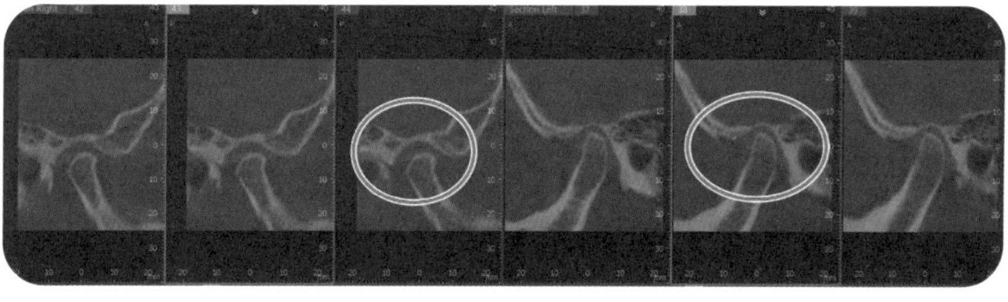

안면비대칭의 진단이 잘못되어 안면윤곽수술을 받고 안면비대칭 및 턱관절 통증이 악화되어 양악수술을 받은 환자의 턱관절 CT -
중심축이 휘어진 방향의 턱관절이 마모되고 반대쪽 턱관절도 상대적으로 디스크 공간이 좁아진 모습

위 턱관절 CT를 보면, 중심축이 휘어진 환자분의 오른쪽 턱관절 과두가 마모된 모습을 볼 수 있습니다. 이처럼 중심축이 휘어진 안면비대칭은 반드시 근본적인 치료를 통해 중심축을 반듯하게 교정해야 합니다.

다음은 안면비대칭으로 양악수술을 받았음에도 안면비대칭이 정확하게 교정되지 않아 양악 재수술을 받은 환자분의 사례입니다.

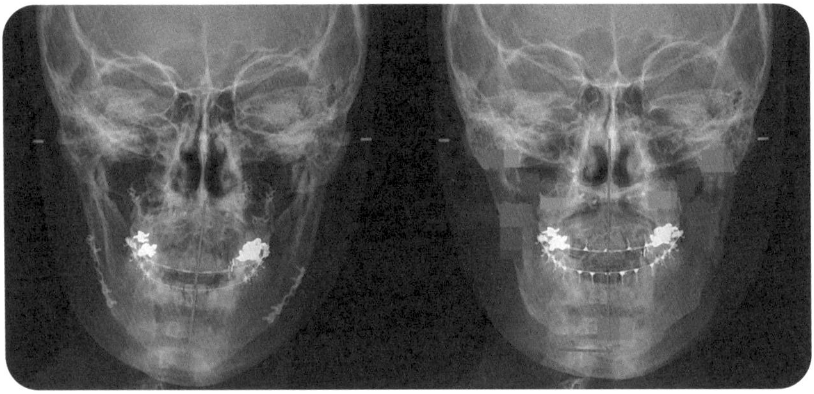

안면비대칭 교정을 위해 양악수술을 받았으나 완전히 교정되지 않아 양악 재수술을 받은 환자분의 전후 엑스레이 -
양악 재수술 후 얼굴 중심선(빨간색 실선)이 반듯해졌음

위 사진을 보시면 양악수술을 받았음에도 중심축이 한쪽으로 휘어 있는 것을 볼 수 있습니다. 이는 양악수술로 안면비대칭이 정밀하게 완벽히 교정되지 않았거나 비대칭이 재발한 경우입니다. 안면비대칭의 재발에 대해서는 곧 따로 설명드리겠습니다.

양악수술 중 안면비대칭 교정은 매우 정밀한 진단과 계측, 정밀한 수술이 필요합니다. 저희 병원에서는 양악수술을 계획할 때 소수점 둘째 자리까지 계산할 정도로 정밀하게 계획합니다. 정밀하지 않은 진단이나 수술이 진행될 경우, 안면비대칭이 완전히 교정되지 않아 기능적으로 턱관절의 악화가 발생할 수 있으며, 미용적으로도 안면비대칭이 악화되어 재수술이 필요할 수 있습니다. 특히 안면비대칭 교정을 위한 양악수술은 정밀한 진단, 계측, 수술이 반드시 필요합니다.

다음은 매우 안타까운 이야기입니다. 한 환자분이 안면비대칭으로 인해 이미 두 번의 양악수술을 다른 병원에서 받으셨습니다. 그런데 저를 찾아오셨을 때는 광대 재수술을 원하셨습니다. 엑스레이를 찍어보니 안면비대칭이 여전히 심각한 상태였습니다. 그래서 환자분에게 "현재 광대 재수술보다 중요한 것은 얼굴 중심축을 바로잡고 안면비대칭을 교정하기 위한 양악수술입니다"라고 설명 드렸고, 결국 세 번째 양악수술을 하게 되었습니다.

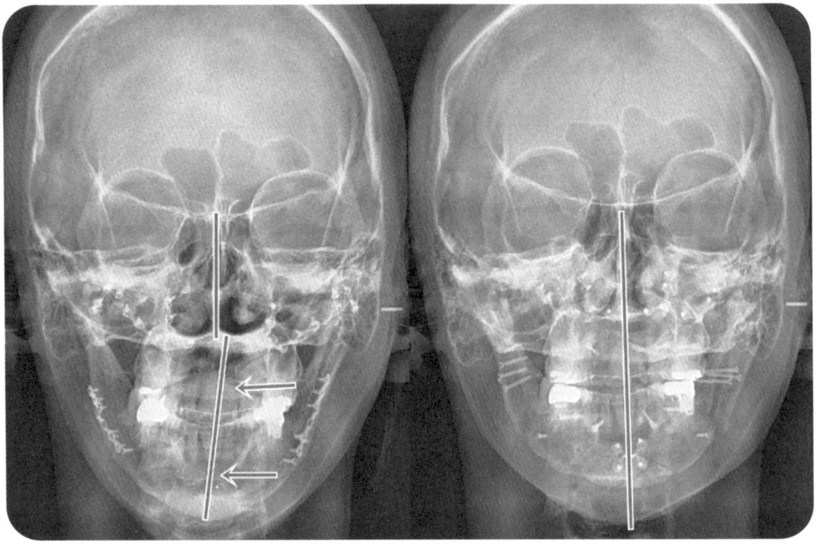

안면비대칭 교정을 위한 세번째 양악수술 전후 -
얼굴의 중심축(빨간색 실선)이 반듯하게 교정되었음

위 사진은 세 번째 양악수술 전과 후의 사진입니다. 휘어져 있던 중심축이 반듯해졌죠? 양악수술을 통해 얼굴의 길이를 축소하고, 얼굴의 프로필도 입체감 있게 교정하여 얼굴이 작아지고 비대칭이 교정되었습니다. 이로 인해 미용적으로 만족했을 뿐만 아니라, 기능적으로도 수술 한 달 후부터 턱관절의 통증이 이전보다 매우 호전되어 환자분이 만족하신 경우였습니다.

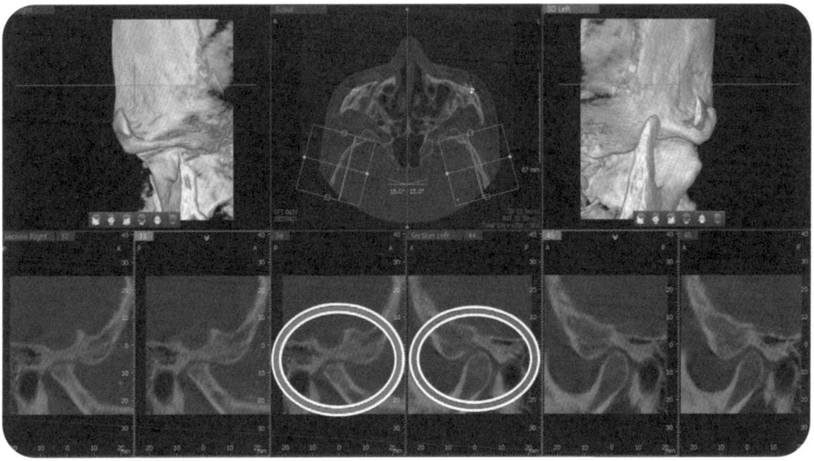

**안면비대칭으로 세 번째 양악수술을 받은 환자의 수술 전 턱관절 CT -**
얼굴의 중심축이 휘어진 방향의 하악과두가 마모가 되고(빨간색동그라미) 턱관절에 염증이 심한 상태

이미 두 번의 양악수술을 받은 후 저를 찾아오신 환자분의 턱관절 CT입니다. 관절을 보시면 중심축이 휘어 있는 오른쪽 관절(빨간색 동그라미)이 왼쪽에 비해 마모가 심하고 염증이 많이 생긴 것을 볼 수 있습니다. 이렇게 중심축이 휘어 있는 안면비대칭은 턱관절과 직접적인 관련이 있어 반드시 교정을 해줘야 합니다. 환자분 역시 이러한 이유로 세 번째 양악수술을 받게 되었습니다.

이제 첫 번째 수술부터 두 번째 수술, 세 번째 수술 후의 사진을 순서대로 보시겠습니다. 첫 번째 수술 후에도 안면비대칭이 남아 있었고, 두 번째 수술 후에도 비대칭이 여전했습니다. 그러나 세 번째 수술 후에는 안면비대칭이 교정된 모습을 확인할 수 있습니다.

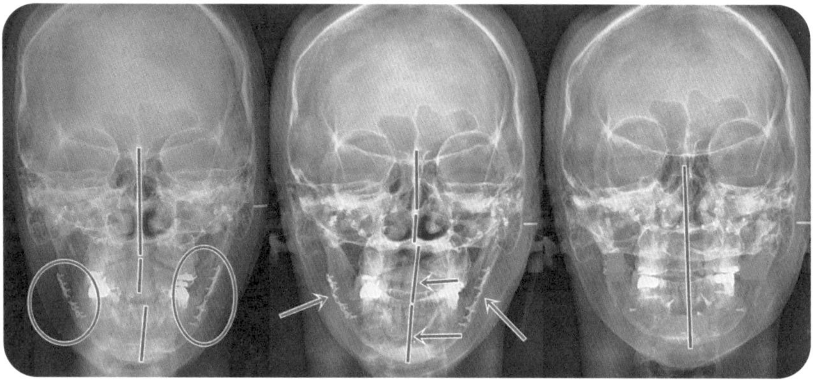

안면비대칭으로 세 번째 양악수술을 받은 환자분의 첫 번째 양악수술 후, 두 번째 양악수술 후, 세 번째 양악수술 후 엑스레이 -
첫 양악수술시 안면비대칭 교정이 완전하게 되지 않아(왼쪽 사진) 두번째 양악을 받았음에도 안면비대칭이 남아있는 모습(가운데사진)과 세번째 양악수술로 안면비대칭이 완전하게 교정되어 얼굴의 중심축(파란색 실선)이 반듯하게 교정된 모습(오른쪽 사진)

위에서 안면비대칭으로 인해 양악재수술 또는 세 번째 양악수술을 받은 경우를 보여드렸습니다. 안면비대칭으로 재수술 또는 세 번째 수술을 하게 되는 원인은 두 가지입니다. 첫 번째는 수술 시 불완전한 비대칭 교정이며, 두 번째는 수술 후 비대칭의 재발입니다. 불완전한 비대칭 교정은 정밀한 진단과 정밀한 수술을 통해 예방할 수 있지만, 안면비대칭이 수술 후에 재발하는 현상은 예방하기가 매우 어렵습니다.

안면비대칭의 재발을 예방하는 가장 중요한 수술법은 골간골 이식(Interpositional bone graft)입니다. 이 수술법은 아래턱의 뼈와 뼈 사이에 뼈를 이식해주는 방법입니다. 뼈와 뼈 사이에 뼈를 이식함으로써 안면비대칭의 재발을 예방할 수 있습니다. 물론 이식할 뼈를 구하는 것도 중요하며, 뼈와 뼈 사이에 뼈를 이식하는 수술 자체가 매우 어렵습니다. 그러나 안면비대칭이 심한 경우에는 뼈와 뼈 사이에 뼈를 이식해 주는 골간골 이식을 시행해야만 안면비대칭의 재발을 예방할 수 있습니다.

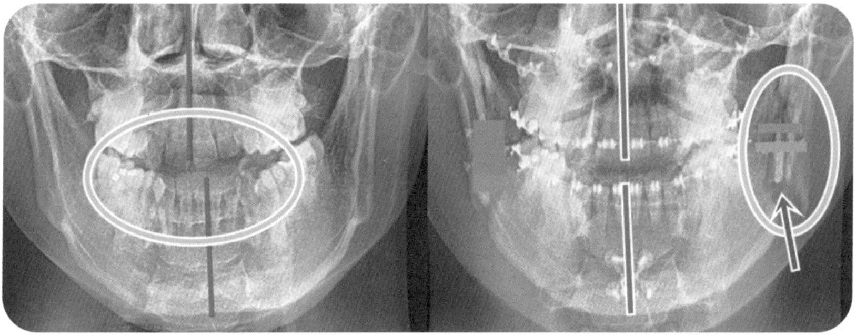

안면비대칭의 재발을 예방하기 위해 골간골 이식(Interpositional bone graft)을 시행한 환자의 전후 엑스레이 -
파란색 화살표가 가리키는 뼛조각은 안면비대칭 재발을 예방하기 위한 골이식편으로 중심선이 반듯해졌음(빨간색 실선)

위 사진은 아래턱의 뼈와 뼈 사이에 뼈를 이식하는 골간골 이식을 받은 환자분의 전후 엑스레이입니다. 수술 후 사진에서 왼쪽 아래턱 고정부위에 파란색 화살표가 가리키는 하얀색 뼛조각이 보이시죠? 바로 이것이 뼈와 뼈 사이에 이식된 뼈입니다. 이렇게 뼈와 뼈 사이에 뼈를 이식함으로써 아래턱이 수술 전의 위치로 되돌아가려는 현상, 즉 회귀(재발) 현상을 예방할 수 있습니다. 이제 안면비대칭이 심한 경우에는 반드시 뼈와 뼈 사이에 뼈를 이식하는 골간골 이식(Interpositional bone graft)을 시행하여 비대칭의 재발을 예방하시기 바랍니다.

### ③ 주걱턱시리즈

우리가 흔히 주걱턱이라고 부르는 턱 변형은 의학적으로는 하악전돌증(Prognathism)이라고 합니다. 하악전돌증의 진단은 위턱과 아래턱의 제1대구치의 위치에 따라 분류된 앵글 분류법(Angle's Classification) Class III에 해당할 경우 내려집니다.

그러나 임상적으로는 아래턱이 전체적으로 나와 있는 경우, 턱끝이 나와 있는 경우, 혹은 아래턱이 도드라지게 큰 경우 등 아래턱이 도드라져 있는 모든 경우를 주걱턱이라고 부릅니다. 주걱턱의 임상 양상은 얼굴이 길어 보이며, 많은 경우에 중심축이 휘는 안면비대칭을 동반합니다.

이러한 주걱턱의 치료는 주걱턱의 양상에 따라 달라집니다. 즉, 아래턱이 전체적으로 나왔는지, 턱끝만 나왔는지, 아니면 아래턱이 도드라지게 큰지 등 주걱턱의 원인에 따라 치료법이 결정됩니다. 따라서 치료법도 턱끝 축소수술, 사각턱수술 같은 안면윤곽수술부터 하악수술, 그리고 양악수술까지 환자의 주걱턱 양상과 원인에 따라 선택하게 됩니다.

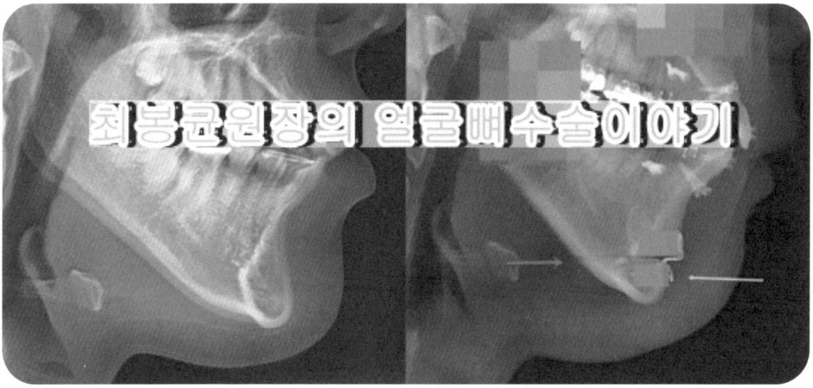


주걱턱 치료를 위해 턱끝수술(축소 및 후진)을 받은 환자분의 전후 엑스레이 -
교합이 정상이고 턱끝만 도드라진 주걱턱의 경우, 턱끝의 길이를 줄이면서 동시에 뒤로 집어넣는 턱끝수술만으로 효과를 얻으실 수 있습니다.

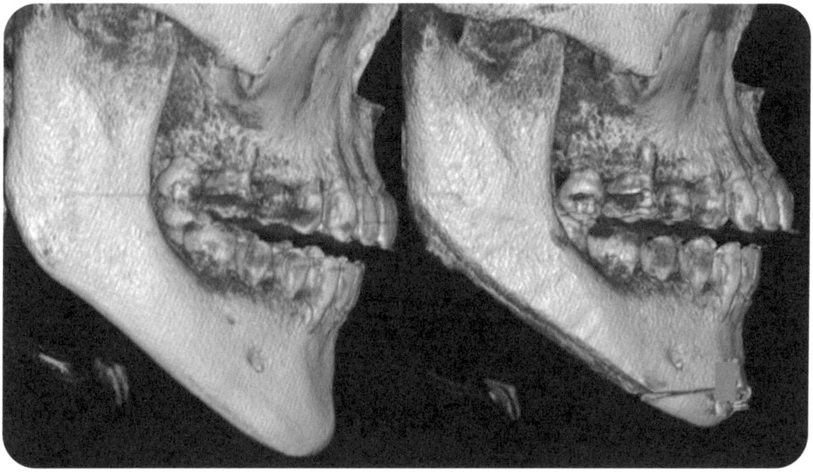

주걱턱 치료를 위해 안면윤곽수술(턱끝수술+사각턱수술)을 받으신 환자분의 수술 전후 CT -
교합이 정상이고 아래턱이 전반적으로 크거나 앞으로 나온 경우, 아래턱 전체를 줄여주는 수술로 사용될 수 있으나 프로필은 개선되지 않습니다.

주걱턱이 아주 경미하거나 교합이 정상인 경우, 즉 정상교합인데 턱이 크거나 턱끝이 도드라지게 나와 있는 경우에는 하악수술이나 양악수술과 같은 악교정수술 대신에 안면윤곽수술을 시행합니다. 위 첫 번째 사진의 환자분의 경우, 턱끝만 도드라져 있는 상황으로 턱끝을 축소와 동시에 후방 이동을 해주는 수술을 통해 주걱턱을 교정할 수 있었습니다. 위 두 번째 사진은 아래턱이 전체적으로 도드라져 있는 경우로, 사각턱수술과 턱끝수술을 동시에 진행하여 도드라진 아래턱을 전체적으로 작게 만들고 결과적으로 주걱턱을 교정할 수 있었습니다. 경미한 주걱턱 혹은 교합이 정상인 주걱턱의 경우, 이처럼 턱끝축소술 혹은 사각턱수술, 또는 턱끝수술과 사각턱수술을 동시에 시행하여 주걱턱을 교정할 수 있습니다.

그런데 단순히 아래턱이 나오거나 아래턱이 큰 것이 아니라 교합 자체가 정상이 아닌, 즉 부정교합의 경우에는 수술의 종류가 달라집니다. 부정교합을 교정하기 위해 흔히 악교정수술이라고 불리는 양악수술 혹은 하악수술을 해야 합니다. 여기서 한 가지 주의할 점은, 주걱턱의 경우 아래턱이 나왔기 때문에 하악수술을 하면 아래턱이 들어가면서 효과가 좋을 것이라고 생각하는 경우가 많습니다. 실제로 하악수술이 많이 시행되기도 합니다. 단순히 교합만을 위해서는 하악수술도 좋은 방법입니다. 그러나 미용적으로는 하악수술만으로는 만족도가 높지 않습니다.

이유는 아래턱이 자라면서 아래턱에만 턱의 변형이 있는 것이 아니라 위턱까지 변형이 되어 있는 경우가 많기 때문입니다. 전반적으로 입체감 있고 작은 얼굴을 만들기 위해서, 즉 미용적으로 완성된 얼굴을 만들기 위해서는 하악수술이 아니라 양악수술을 받기를 권해드립니다. 실제로 하악수술을 받고 나서 얼굴이 길어지고 얼굴형의 변화가 적어 양악수술을 받는 환자들이 많습니다. 또한, 주걱턱의 많은 경우에서 중심축이 휘는 안면비대칭을 동반하기 때문에 안면비대칭 교정을 위해서라도 하악수술이 아니라 양악수술을 받아야 합니다.

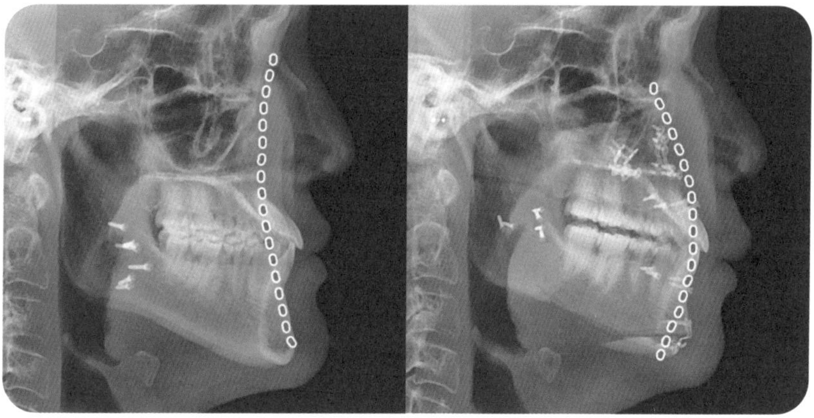

**주걱턱으로 하악수술 후 긴 얼굴과 비대칭으로 양악수술을 받은 환자의 수술 전후 엑스레이 -**
하악수술 후 얼굴의 프로필(파란색 점선)이 패여서 얼굴이 크고 길며 너부데데한 접시형 얼굴이었으나, 양악수술 후 프로필이 교정되어 볼록한 입체적인 얼굴로 바뀌었습니다.

위 사진은 주걱턱이 심했지만 하악수술만 받고 긴 얼굴과 안면비대칭이 남아 양악수술을 다시 받은 환자의 경우입니다. 주걱턱의 경우 아래턱이 발달한 반면 위턱이 패여 옆에서 봤을 때 얼굴 라인이 접시처럼 패여 보이게 됩니다. 이는 눌린 접시형 얼굴, 밋밋한 얼굴 형상을 의미합니다. 따라서 입체감 있는 작은 얼굴을 위해서는 하악수술이 아니라 양악수술을 받아야 합니다. 환자분은 양악수술 후 얼굴이 매우 작아졌으며, 그 결과에 매우 만족하셨습니다.

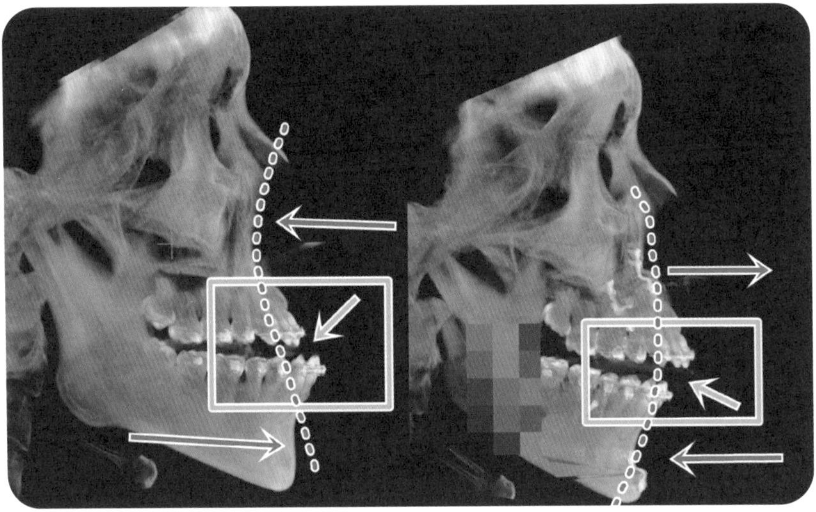

주걱턱으로 양악수술을 받은 환자의 수술 전후 CT -
접시형의 얼굴 프로필(빨간색 점선)이 볼록한 입체적인 얼굴형으로 변하고 교합도 정상교합이 된 모습

위 사진은 전형적인 주걱턱 환자가 양악수술을 받은 전후 CT 사진입니다. 하늘색 화살표가 가리키듯이 부정교합도 정상으로 교정되었으며, 빨간색 점선이 가리키듯이 움푹 패여 있던 접시형 얼굴이 볼록한 형태의 입체감 있는 작은 얼굴로 변한 모습을 보실 수 있습니다. 이렇듯 단순히 교합만을 맞추기 위한 수술이 아니라 부정교합을 교정하고 입체감 있는 작은 얼굴을 만들기 위해서는 하악수술이 아니라 양악수술을 받아야 합니다. 또한 안면비대칭이 동반된 경우가 많기 때문에 양악수술을 통해 안면비대칭도 교정해야 합니다. 그리고 하

악수술만 받을 경우 주걱턱이 재발할 가능성이 양악수술에 비해 높다고 알려져 있습니다.

아래 사진도 같은 경우였습니다.

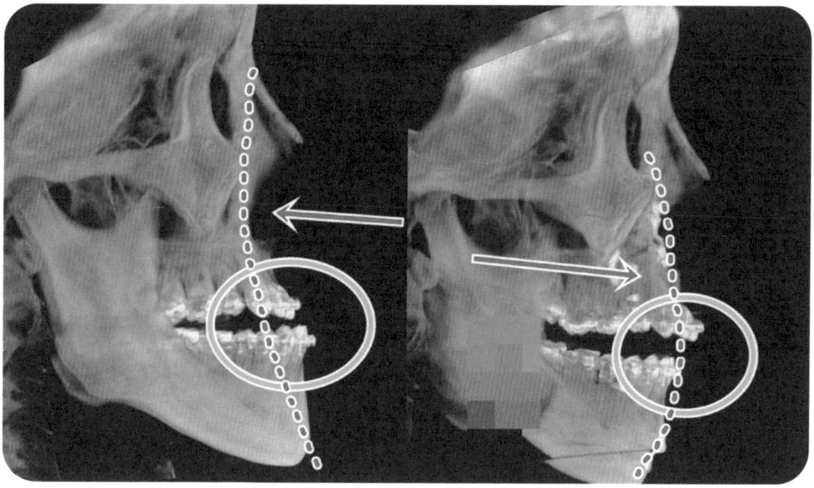

주걱턱으로 양악수술을 받은 환자의 수술 전후 CT -
접시형의 얼굴 프로필(빨간색 점선)이 볼록한 입체적인 얼굴형으로 변하고 교합도 정상교합이 된 모습

교합이 잘 맞는 주걱턱의 경우 사각턱수술이나 턱끝수술과 같은 안면윤곽수술로 교정이 가능하지만, 부정교합이 있는 경우에는 하악수술이나 양악수술 같은 악교정수술을 시행해야 합니다. 단순히 부정교합만 교정하는 것이 아니라, 긴 얼굴을 작고 입체감 있는 얼굴로 만들고 안면비대칭을 교정하며 주걱턱의 회귀나 재발률을 낮추기 위해서는 하악수술보다는 양악수술을 받는 것을 권해드립니다.

# 실패 없는 성형수술을 위한 팁

09.

# 실패 없는 성형수술을 위한 팁

09.

실패하지 않는 성형수술을 받기 위해서는 몇 가지 반드시 고려해야 할 사항이 있습니다.

## 수술하는 의사가 제일 중요합니다.

수술을 앞두고 있는 환자분들께서 첫 번째로 고려해야 할 사항은 당연히 수술하는 의사입니다. 수술하는 의사는 SNS 팔로워 수가 많고, 잘생기고, 학벌이 좋고, 말 실력이 좋고, TV나 광고에 많이 나오는 의사가 아니라 한 분야에 오랜 기간 한 우물을 판 전문적인 의사여야 합니다. 최근에 성형외과는 세분화, 전문화가 잘 되어 있어서 눈, 코, 가슴, 윤곽, 양악 등을 다 같이 하는 원장님은 거의 없습니다. 눈 성형이면 눈 성형, 코 성형이면 코 성형, 저처럼 얼굴 뼈 성형이면 얼굴 뼈 성형 등 세부 분야를 전문으로 하고 있습니다. 이런 전문 분야에 집중하는, 소위 한우물을 파는 의사에게 수술을 받으십시오. 그러면 이런 세부 전문 분야에 정통하신 분을 찾는 방법은 무엇일까요?

첫 번째는 수술자의 그 분야에서의 경력입니다. 몇 년 동안 그 전문 분야에서 수술을 해왔는지를 반드시 따져봐야 합니다.

재미있는 이야기를 하나 들려드리겠습니다. 얼마 전에 우연히 재미있는 광고를 보게 되었습니다. 분명히 저보다 한참 늦게 대학을 졸업하고 한참 늦게 전문의를 취득했는데, 인터넷에 공고를 보니 저보다 수술을 시작한 년도가 더 오래 되었습니다. 그래서 어떻게 된 건가 하고 고민해보니, 의과대학을 졸업하고 일반의사 자격증을 취득했을 때부터 경력을 계산한 것 같았습니다.

물론 의사는 의사입니다. 그렇지만 수술을 앞둔 환자분들께 중요한 경력은 그 분야를 전공하고 실제 임상에서 본인이 직접 수술을 집도한 년도 혹은 사례들이 진짜 경력이 아닐까 생각해봅니다. 성형외과 수련과정에서는 모든 것을 다 배웁니다. 다만, 배우는 과정일 뿐이지 자기가 직접 환자를 집도할 수 있는 기회는 거의 없습니다. 그리고 더 중요한 것은 어느 한 분야에 집중할 수 있는 상황이 아닙니다. 실제 전문의를 취득하고 개원을 한 후 수술자가 본인의 환자를 보기 시작한 경력을 봐야 합니다.

두 번째는 어떤 전문기관에서 어느 기간 동안 어떻게 전문 분야 수련(전공의 수련이 아니라 전문 분야 수련)을 받았는지가 중요합니다. 의사의 경력을 보시려면 성형외과 전문의 자격을 취득한 후 전문 분야의 세부 전공을 어디에서 언제 얼마나 어떻게 했는지를 따져봐야 합니다. 예를 들면, 저 같은 경우 연세대학교 의과대학 신촌 세브란스병원에서 전공의 수련을 마치고 강사로 1년을 근무하였습니다. 그 이후 우리나라에 양악수술을 전문적으로 수련하는 병원이 없었기 때문에 대만의 Chang Gung Memorial Hospital 양악센터에서 1년간의 정규 전임의 과정(International Fellowship)을 마치고 한국에 돌아와 얼굴뼈 수술에만 집중하고 있습니다. 어디에서 수련을 받았는지가 왜 중요할까요? 수술을 할 때 처음 배운 그대로 평생을 가기 때문입니다. 즉 처음에 제대로 잘 배워야 평생 제대로 된 수술법으로 계속 수술하면서 발전할 수 있습니다. 잘못 배우면 그 잘못된 방법이 제대로 된 방법인 줄 알고 평생을 그렇게 하게 됩니다. 물론 잘못된 방법인데 발전이 있을 수가 없겠지요.

재미있는(?), 안타까운 이야기 하나 들려드리겠습니다. 몇 년 전에 타병원에서 광대수술을 하다가 뇌출혈이 발생한 사건이 있었습니다. 저는 제 분야에서 사고가 발생하면 너무 안타까운 마음에 원인을 찾아 예방법을 연구하고 논문을 발표해서 알리려는 마음이 항상 있습니다. 그 사고 소식을 듣고 그 병원과 관련된 후배에게 전화를 해서 자초지종을 들어봤습니다. 그런데 충격적인, 그야말로 듣도 보도 못한 이야기를 들었습니다. 어떻게 광대수술 시에 뇌출혈이 발생할 수 있냐고 물어봤더니 수술 방법이 다음과 같았습니다.

광대 아치 뼈를 절골하는데 의료용 전동톱을 이용해서 안전하게 절골해야 하는데, 전동톱 대신 끝이 뾰족한 정(Osteotome)을 아치 뼈에 대고 망치질을 바깥쪽에서 두개골 쪽으로 했다는 것입니다. 이렇게 하여 아치를 절골하면서 정이 더욱 깊이 들어가 두개골을 관통해 뇌출혈을 일으켰던 것입니다. 너무 이해가 안 되어서 제가 후배에게 "아니 왜 그렇게 수술을 했을까?" 하고 물었더니 후배의 말이 가히 충격적이었습니다. "원래 그렇게 하는 거 아니에요?" 하고 되묻더군요. 수술 기구도 잘못되었고 절골 방향도 잘못되었으며 모든 것이 잘못된 수술 방법이었습니다. 안전하게 "절대" 두개골이 영향을 받지 않는 방법이 있습니다.

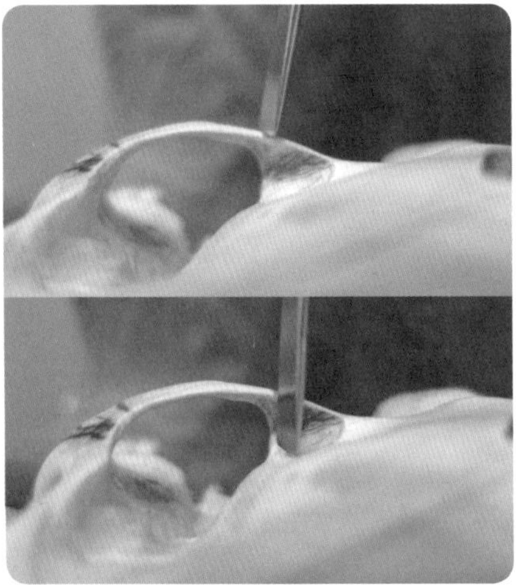

광대수술 시 뇌출혈 발생 원인 -
안전하게 검증된 전동톱 대신 정(Osteotome)을 광대 아치에 대고 망치로 두드려 아치를 절골(위 사진)한 후, 정이 더욱 깊숙이 들어가면서 두개골을 관통해 뇌출혈이라는 치명적인 부작용이 발생한 사진입니다. (아래 사진)

그래서 저는 레지던트 과정이 아니라 전문의 자격증을 취득한 후, 자기 전문 분야를 정하고 어느 전문 병원에서 어느 기간 동안 세부 전공을 했는지 그 과정을 제일 중시 여깁니다. 흔히 전임의 혹은 펠로우 과정이라고 합니다. 펠로우 기간도 중요합니다. 제가 정규 펠로우 과정을 밟았던 Chang Gung Memorial Hospital은 유명한 만큼 전 세계적으로 방문자가 많습니다. 그러다 보니 1개월 혹은 2개월 연수가 많습니다. 그 기간이면 사실 대만 관광하고 돌아오는 거죠. 저는 이런 경우를 많이 봤습니다. 그래서 의사 경력란에 있는 내용만 보지 마시고, 1개월이나 2개월이 아니라 정식 1년 이상 Fellowship 과정(전임의 과정)을 겪었는지 확인하셔야 합니다.

세 번째, 제대로 된 의사를 고르는 방법은 그 의사의 해당 세부 분야에 대한 연구 실적입니다. 그 분야에 얼마만큼 집중하고 얼마만큼 실력이 있는지를 판가름하는 지표가 바로 연구 분야에서의 논문입니다. 논문과 관련하여 환자분들께서 유의할 점 두 가지를 말씀드립니다.

첫 번째로 유의하실 점은 병원 홈페이지마다 의사 경력에 논문이 올라와 있는데, 전문 분야 혹은 임상 수술과는 아무런 관련이 없는 레지던트 때 발표한 논문이 있는 경우가 많습니다. 레지던트 과정에서 논문을 발표해야 전문의 자격증을 취득할 수 있는 자격이 주어집니다. 대부분 교수님들의 연구로 기초 연구 논문입니다. 물론 수술의 기초가 되는 경우도 드물게 있지만, 실제 개원가에서 시행하는 수술과는 아무런 관련이 없는 논문이 대부분입니다. 이런 논문을 두고 수술 관련 연구 실적이다 혹은 세부 분야에 집중하고 있다고 이해하기는 힘듭니다.

두 번째로 유의하실 점은 학회 발표와 논문입니다. 물론 실력이 좋아서 강의를 하시는 원장님들도 계시지만, 아무나 발표할 수 있는 자유 연제도 있기 때문에 등록하고 3분짜리 발표도 할 수 있습니다. 광고를 위해 발표 장면 사진은 꼭 찍습니다. 학회 발표가 논문 발표로 이어져야 합니다. 학회 발표와는 달리 논문, 특히 SCI급 저널은 매우 발표가 까다롭습니다. 홈페이지를 보면 그 발표 장면 사진을 찍어서 학회 발표했다고 자랑하는데, 학회 발표가 아니라 논문을 발표해야 됩니다. 그것도 국내 학술지가 아니라 SCI급의 국제 학술지에 발표를 해야 합니다. 이러한 점들을 유념해서 좋은 의사를 만나시기 바랍니다.

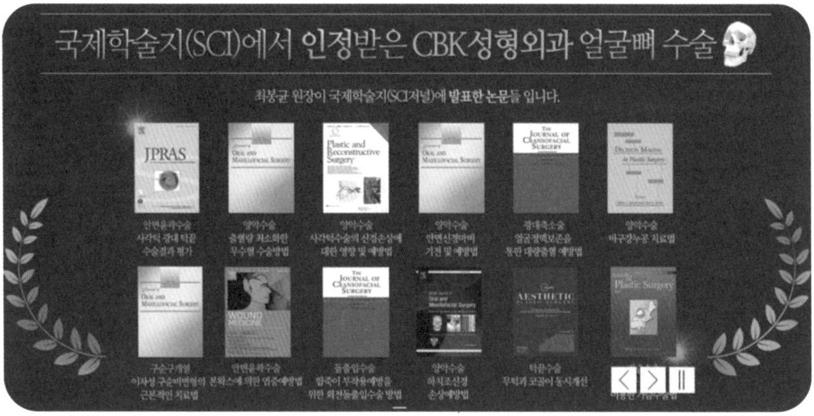


국제학술지논문 -
CBK성형외과 홈페이지 첫 화면에 소개된 제가 국제학술지(SCI 저널)에 발표한 얼굴뼈 수술 관련 논문들

## 수술하는 병원의 크기는 중요하지 않습니다.

저는 처음에 개업했을 때에도 수술비 덤핑을 하지 않았습니다. 제대로 수술비를 받고 제대로 수술해주자는 생각이었습니다. 그런데 어느 날, 한 환자분께서 저에게 상담을 받고 나가면서 한마디를 남기고 떠나셨습니다.

"아니, ***성형외과 같은 큰 병원도 수술비가 얼마 얼마인데, 무슨 이런 구멍가게 같은 병원에서 수술비가 이렇게 비싸요?"

그래서 병원 규모를 환자분들이 많이 중요하게 여기는구나 생각했습니다.

큰 병원은 큰 병원대로, 작은 병원은 작은 병원대로 장점이 있습니다. 큰 병원에는 경력이 많은 의사 선생님들이 계시지만, 성형외과 전문의 자격을 갓 취득하고 바로 시작하는 의사 선생님도 계십니다. 대형 병원에서는 마케팅을 크게 하기 때문에 환자분들이 이를 구분하기 어렵습니다. 상식적으로 의사가 수술 실력에 자신이 있다면 자신의 병원을 개원하여 환자를 보지 않겠습니까? 물론 개원에 따른 여러 스트레스 때문에 봉직을 선택하는 훌륭한 원장님들도 많습니다.

가장 중요한 문제는 환자에 대한 책임감입니다. 모든 봉직 의사 원장님들이 그런 것은 아니지만, 자신이 직접 운영하고 모든 책임을 지는 대표원장과 계약기간이 끝나면 퇴사하는 봉직 원장님은 환자를 대하고 책임지는 태도가 같을 수는 없습니다. 물론 대표원장 못지않게 책임감을 가지고 환자를 보는 분들도 많습니다.

병원의 규모로 수술을 선택하지 말고, 직접 수술할 의사가 어떤 의사인지 정확히 파악하고 신뢰가 가는 의사에게 수술을 받으십시오.

## 광고만 믿고 결정하지 마십시오.

강남대로를 걷다 보면 성형외과가 매우 많습니다. 강남대로변의 거의 모든 건물의 대부분 층에 성형외과가 위치해 있습니다. 경쟁이 치열하다 보니 광고비가 천문학적으로 증가했습니다. 자본주의 시장에서 자본이 모든 것을 지배하는 것은 당연한 일일지 모르지만, 수술을 받는 환자분들 입장에서는 광고도 엄격하게 따져보고 결정을 해야 합니다. 광고를 많이 하는 병원이 안 좋은 병원이라는 얘기는 아니지만, 광고 내용을 그대로 믿지는 마시라는 얘기입니다. 가끔 광고를 보면 의학적 관점에서뿐만 아니라 상식적으로도 말이 되지 않는 광고들이 많습니다. 화려한 광고에 빠지지 마시고 광고 내용도 꼼꼼히 따져보시고 수술 결정을 하시기 바랍니다.

사실 진정한 에이스 원장님들은 광고를 하지 않습니다. 광고를 할 필요가 없기 때문입니다. 제 주변에도 광고를 전혀 하지 않고 수십 년째 한 분야만 파는 원장님들이 많습니다. 저 역시 얼굴뼈 수술만 전문으로 하고 있으며, 광고비는 전혀 쓰지 않습니다. 가끔 저에게 얼굴뼈 수술을 받으신 환자분들이 눈, 코 성형수술을 원하시면, 그렇게 광고 없이 한 분야만 파는 원장님들을 소개해 드리기도 합니다. 광고도 중요하지만 광고를 그대로 믿지는 마십시오.

최근 들어 성형 카페를 비롯한 여러 카페들도 광고에 포함됩니다. 소위 '입점'

이라는 표현을 쓰는데, 카페 측에 한 달에 몇 백만 원씩 지불하면 카페에서 그 병원을 추천해주고, 좋은 글도 작성해주며, 카페에서 댓글 작업을 해주는 업체들도 생겨났습니다.

벌써 한참 전의 이야기입니다. 저희 병원에서 수술받기로 결정한 환자분께서 성형 카페에 들어가 무심코 "CBK에서 성형수술하기로 했다"고 글을 작성했더니, 카페 매니저라는 분이 그 환자분께 쪽지를 보내왔다고 합니다. "왜 CBK에서 받으시려고 하죠? ***병원도 한번 방문해 보세요." 마치 환자들로 하여금 그 병원에 의구심을 갖게 하는 내용으로, 법적으로 문제가 되지 않는 한도 내에서 그 병원을 소위 '디스'하는 것이었습니다. 카페 자체에서도 작업을 하는 경우가 있지만, 여러 업체들이 각 카페에서 많이 활동하고 있습니다.

사실 몇몇 카페에서 저희 병원이 언급되다 보니, 저희 병원에 입점하라는 문의가 많이 들어옵니다. 하지만 그렇게 카페 작업을 하고 싶지는 않습니다. 최근 들어 성형 카페도 하나의 마케팅 장이 되어버렸습니다. 성형 카페에서 나오는 이야기를 전부 믿지 말라는 것이 아니라, 객관적으로 판단하시기 바랍니다.

최근 가장 유행하는 마케팅은 SNS일 것입니다. 저도 제 블로그를 15년째 운영하고 있습니다. 아마도 전문의가 직접 쓰는 블로그 1번이 아닐까 생각됩니다.

요즘 블로그와 YouTube의 영향력이 대단합니다. 그런데 재미있는 점은 팔로워 수가 많으면 그게 진리와 원칙이 되어버린다는 것입니다. 팔로워 수가 파워라는 말이 생길 정도입니다. 심지어 성형외과의사회에서도 일부 파워풀한(?) 유튜버 원장님들에 대한 성토가 있었습니다. 제대로 된 내용, 정확한 내용을 전파하면 좋을 텐데 그렇지 않은 경우가 많습니다.

제가 가끔 말씀드립니다. 서울을 한 번도 안 가본 사람이 사람들을 모아 놓고 연설을 합니다. "서울에 가면 다른 사람들이 코를 베어 가니까 코 조심해야 하고, 남산 바로 밑에 청와대가 있고, 청와대 바로 옆에 한강이 흐르고, 한강에 사이다가 뜬다"는 식입니다. 한 번도 수술을 안 해본 의사가 수술 얘기를 합니다. 절대 긍정적인 얘기는 하지 않습니다. 왜냐하면 실제로 본인은 모르니까, 그리고 다른 의사가 자기가 못하는 수술을 하는 것이 마음(혹은 배가) 아프기 때문입니다. 말도 안 되는 내용으로 강의를 합니다. 왜 그러는지 이해가 되지 않습니다. 그냥 헐뜯는 것이라고밖에 생각되지 않습니다.

SNS 팔로워 수가 많다고 반드시 제대로 된 지식과 정보를 제공하는 것은 아닙니다. 정보의 홍수 속에서 제대로 된 정보를 찾고 따르는 것이 중요합니다. 신뢰할 수 있는 출처와 정확한 정보를 바탕으로 현명한 결정을 하시기 바랍니다.

이렇게 말씀하시는 원장님들도 계십니다. "수술은 하지 않지만 수술에 대한 기본적인 지식은 가지고 있다"고요. 제가 항상 말씀드립니다. 수술을 한 번 해본 의사와 한 번도 해보지 않은 의사는 매우 큰 차이가 있습니다. 수술을 할 때는 단순히 수술에 대한 기본 지식만으로는 부족합니다. 의사가 첫 수술을 할 때는 교과서뿐만 아니라 어마어마한 자료를 공부하고 나서야 드디어 수술을 하게 됩니다.

저 같은 경우도 양악수술을 처음 시작하기 전에 공부한 양을 생각해보면, 교과서뿐만 아니라 읽은 논문이 라면 박스로 세 박스가 넘을 겁니다. 이렇듯 첫 수술을 할 때는 사람의 몸에 칼을 대고 톱을 대는 수술이기 때문에 어마어마한 공부를 하게 됩니다. 이렇게 방대한 양의 공부를 해서 수술을 한 의사와 교과서에 나오는 기본 지식만을 가지고 있는 의사… 과연 같을까요?

그래서 제가 항상 수술을 한 번이라도 안 해보신 분들은 그 수술에 대해서 왈가왈부하지 말아야 한다고 말씀을 드리는 겁니다.

저도 이렇게 파워풀한 유튜버 원장님과 엮였던 적이 있습니다. 저는 다른 병원이나 다른 원장님들의 글이나 방송을 보지 않습니다. 묵묵히 제대로 된, 그리고 검증된 뼈수술 내용을 제 블로그와 유튜브를 통해서만 전달합니다. 그런데 여기저기서 말이 많아서 한 번 들어가 보니 가관이었습니다. 그때 제가 한 생각이 "눈 하나 달린 사람들 세상에서는 눈 두 개 달린 사람이 비정상이라는 말이 이런 경우를 두고 하는 말이구나!" 하고 웃음이 나왔던 기억이 있습니다. 마치 사이비 교주와 그를 따르는 신자들의 느낌이랄까요? 내용은 정말 코미디였지만 말입니다. 지금도 생각하면 웃음이 나옵니다.

## 부작용 하나로 병원이나 의사를 판단하지 마십시오.

부작용 하나로 병원이나 의사를 판단하지 마십시오. 제가 항상 말씀드리지만, 부작용이 없는 수술은 없고 부작용 없이 수술하는 의사는 없습니다. 다만, 부작용이 생겼을 때, 문제가 있다고 판단되면 즉각적으로 진단하고 처치를 해야 합니다. 문제는 언제든지 발생할 수 있는 부작용이 생겼고, 병원 측에서 즉각적으로 치료했음에도 불구하고 환자가 여러 성형 카페나 온갖 SNS에 그 사실을 알리며 병원에 압력을 가하는 것입니다. 이를 본 다른 환자들은 "그 병원, 그 의사가 블랙이다"라고 판단합니다. 언제든지 발생할 수 있는 부작용 하나로 병원이 블랙리스트에 오르게 됩니다.

성형외과를 비롯한 여러 의학 서적을 보면 항상 치료 방법이 나오고 마지막에 수술이나 약물치료로 인해 생길 수 있는 여러 부작용이 언급되어 있습니다. 이러한 책들은 대부분 유명한, 소위 권위자들이 쓴 경우가 많습니다. 이는 권위자들도 일정 확률의 부작용은 피해갈 수 없다는 것을 의미합니다. 따라서 부작용 하나로 의사와 병원을 판단하지 마십시오.

다만 생겨서는 안 되는 부작용들도 있습니다. 이는 애초에 수술 자체에 대한 이해가 부족하거나 수술 방법을 잘못 알고 있는 경우에 발생할 수 있습니다.

벌써 한참 전 이야기입니다. 어느 대형 치과병원에서 지인을 통해 저에게 광대수술을 가르쳐 달라고 제의가 들어왔습니다. 저는 용돈이나 좀 벌까 하는 마음에 광대수술을 가르쳐 주면 어떤 보상을 해줄 것이냐고 물었습니다. 그런데 그 병원에서는 저에게 양악수술을 가르쳐 주겠다고 해서 웃고 말았습니다. 당시 제가 치료하고 있던 양악 재수술 환자들의 절반 이상이 그 병원에서 첫 양악수술을 받은 환자들이었습니다.

문제는 그 병원에서 이미 한창 광대수술을 하고 있었다는 겁니다. 그래서 왜 가르쳐 달라고 하냐고 물었더니, 답변이 가관이었습니다. "광대수술을 하고는 있는데 이게 제대로 하는 건지 모르겠다" 정말 충격적이죠? 이렇게 수술 자체에 대한 이해가 부족하거나 수술 방법을 모르는 상태에서 수술하는 병원, 혹은 부작용이 생겨도 부작용을 발견하지 못하는 병원들은 문제가 있습니다.

이 책의 1판과 2판의 프롤로그도 같은 내용을 다루고 있으니 참고해 주세요.

그렇지만 발생 가능한 부작용 하나 생겼다고 해서 그 병원이나 그 의사를 블랙으로 평가하지 말아주십시오. 앞서 말씀드린 대로, 의사의 임상 경력, 연구 경력, 그리고 그 분야에 얼마나 집중하고 있는지를 기준으로 판단해 주십시오.

## 수술 후 관리도 중요하지만, 더욱 중요한 것은 수술 자체입니다.

다섯 번째, 실패하지 않는 수술을 위한 팁은 수술 자체가 중요하다는 점입니다. 가끔 환자분들께서 어떤 병원이 수술 후 관리가 좋다고 해서 병원을 선택하는 기준으로 삼으시는 경우가 있습니다. 물론 수술 후 관리도 중요하지만, 더 중요한 것은 수술 자체입니다.

특히 얼굴뼈 수술의 경우, 수술이 엉망으로 되어 있다면 수술 후 붓기 관리를 몇 번 더 해주고, 림프 마사지를 해주고, 땡기미를 하나 더 주고, 호박즙을 몇 개 더 주는 것은 의미가 없습니다. 기본적이고 필수적인 수술 후 케어는 당연히 병원에서 알아서 해주고 있습니다. 의사나 병원 입장에서 생각해보세요. 수술을 잘해놨는데 수술 후 관리가 안 돼서 결과가 안 좋아지면 수술자나 병원의 손해가 아닐 수 없습니다. 그래서 수술을 하는 병원에서는 필요한 수술 후 관리 프로그램이 마련되어 있습니다. 수술 후 관리보다 더 신경 쓰셔야 할 것은 수술 자체입니다.

다만 환자분들께서 중요하게 생각하셔야 하는 수술 후 관리도 있습니다. 수술 후 회복 과정에서 문제가 생겼을 때 즉각적으로 진단하고, 제대로 된 처치를 해주는 수술 후 관리는 매우 중요합니다. 환자분들이 수술을 받고 나서 "어디가 이상해요, 아파요"라고 호소하실 때, 정확하게 즉각적으로 진단하고 치료해주는 것은 가장 중요한 수술 후 관리이자 병원 선택 요소 중 하나입니다.

최근에 저를 찾아오신 환자분의 이야기입니다. 어느 성형외과에서 사각턱수술과 턱끝수술을 받으신 후 염증이 생겨 그 병원에서 고정핀을 제거했습니다. 그런데 다시 염증이 생겨 부어 올라 그 병원에서 수술 부위를 세척했다고 합니다. 도대체 세척은 어떻게 하는 것인지 모르겠습니다. 그 이후 턱밑에 몽우리가 만져지고 누르면 욱신거려 매우 불편한 상태가 되었습니다. 그 병원에 다시 이야기했더니 고정핀도 제거하고 세척도 했으니 문제 생길 일이 없다고 하며 기다려보자고만 했습니다. 환자분께서는 불안한 마음에 저를 찾아오셨습니다.

CT를 확인해보니 아니나 다를까 뼛조각이 있었습니다. 뼛조각이 썩어서 CT에 잘 보이지 않았습니다. 원래 뼛조각은 CT에 잘 보이지만, 썩었기 때문에 CT를 잘 조절해야만 보이는 상황이었습니다. 바로 다음 날 응급 수술에 들어가서 뼛조각을 제거했습니다. 이렇듯 환자분이 수술 후 회복 과정에서 "이상하다, 문제가 있다"라고 호소할 때는 반드시 매의 눈으로 보고 원인을 찾아야 합니다.

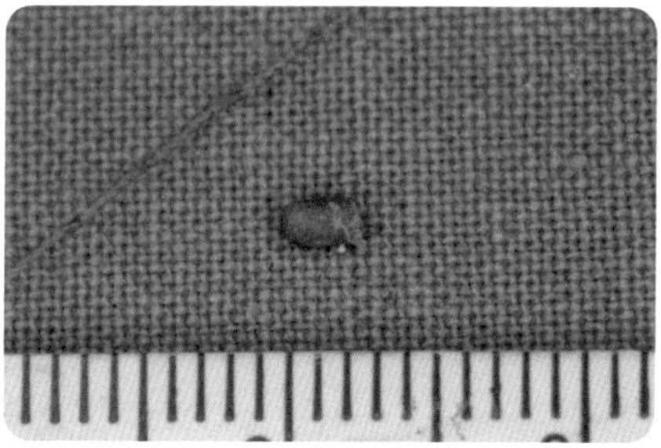

사각턱수술과 턱끝수술 후 상처에서 발견된 썩은 뼛조각 -
안면윤곽수술 후 지속된 통증 및 몽우리로 수술 병원을 찾아 고정핀 제거 및 세척술을 받았으나 차도가 없어 저에게 오셔서 수술 부위에서 찾아낸 썩은 뼛조각

붓기 관리, 마사지, 마스크팩 등 수술 후 관리도 중요하지만, 수술 자체가 더욱 중요합니다. 다만, 수술 후 문제가 있을 때 이를 체크하고 원인을 찾아내 즉각적으로 해결해주는 수술 후 관리는 수술 못지않게 중요하다는 말씀을 드립니다.

최봉균 원장의 뼈때리는 얼굴뼈수술이야기
-의사들도 모르는 안면윤곽 양악수술 리얼스토리-

**지은이** 최봉균
**펴낸이** 이금석
**제작,마케팅** 박지원
**디자인** 박정현 impacom
**펴낸 날** 2024년 8월 15일
**펴낸 곳** 도서출판 무한
**등록일** 1993년 4월 2일
**등록번호** 제3-468호
**주소** 서울 마포구 잔다리로9길10
**전화** 02)322-6144
**팩스** 02)325-6143
**E-mail** muhanbook7@naver.com
**ISBN** 978-89-5601-997-0
**값** 20,000원

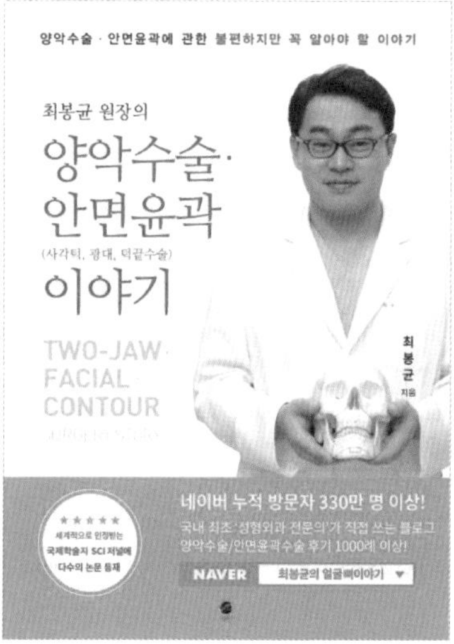


**최봉균 원장의**
**양악수술과 안면윤곽 이야기**

얼굴뼈수술의 대표적인 두 가지, 안면윤곽수술과 양악수술뿐만 아니라 보형물수술 등 얼굴뼈에 시행되는 모든 종류의 수술에 대해 다룹니다. 해부학적 지식부터 기본 원칙, 수술 방식까지 환자들이 꼭 알아야 할 중요한 지식을 담고 있습니다. 얼굴뼈수술의 기본을 이해하는 데 큰 도움이 될 것입니다.

최봉균 지음 I 값 13,500원

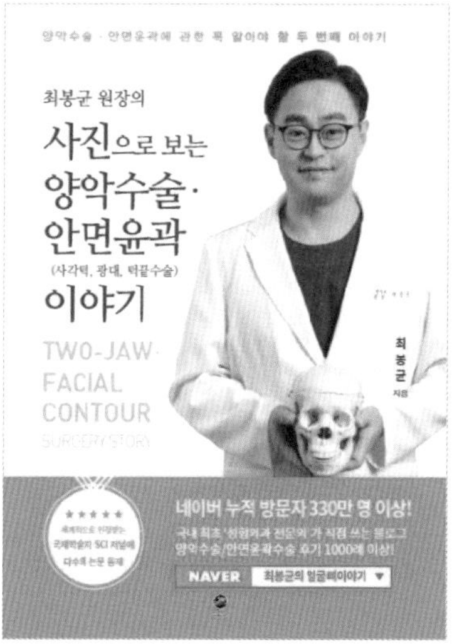


**사진으로 보는**
**양악수술과 안면윤곽 이야기**

포토샵으로 포장된 성형수술 광고가 홍수처럼 쏟아져 나오는 시대에, 얼굴뼈수술 전문가의 입장에서 외형적인 얼굴형의 분석 및 진단을 제공하고, 진단에 따른 원칙적이고 근본적인 얼굴뼈수술과 그 결과를 상세하게 분석하여 기술하였습니다. 실제 사례를 통해 환자들이 자신의 얼굴형을 진단하고, 이에 맞는 수술을 선택하는 데 큰 도움이 될 것입니다.

최봉균 지음 I 값 13,500원